Fallbeispiele Augenheilkunde

Michael A. Thiel
Wolfgang Bernauer
Marlis Zürcher Schüpfer
Martin K. Schmid
(Hrsg.)

Fallbeispiele
Augenheilkunde

Mit 115 Abbildungen

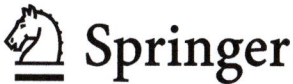 Springer

Herausgeber

Prof. Dr. med. Dr. phil. Michael A. Thiel
Augenklinik Luzerner Kantonsspital
Abteilung für Vorderabschnittserkrankungen,
Glaukomsprechstunde und -chirurgie
Spitalstraße
6000 Luzern 16
Switzerland

Prof. Dr. med. Wolfgang Bernauer
ÓMMA Praxis,
Theaterstraße 2
8001 Zürich
Switzerland

Dr. med. Marlis Zürcher Schüpfer
Praxis für Ophtalmologie
Stadthausstraße 1
6003 Luzern
Switzerland

Dr. med. Martin K. Schmid
Augenklinik Luzerner Kantonsspital,
Abteilung für hintere Augenabschnittserkrankungen,
Uveitissprechstunde
Spitalstraße
6000 Luzern 16
Switzerland

ISBN 978-3-642-42218-8   ISBN 978-3-642-42219-5 (eBook)
DOI 10.1007/978-3-642-42219-5

Die Deutsche Nationalbibliothek verzeichnet diese Publikation in der Deutschen Nationalbibliografie;
detaillierte bibliografische Daten sind im Internet über http://dnb.d-nb.de abrufbar.

Springer Medizin
© Springer-Verlag Berlin Heidelberg 2013

Planung: Antje Lenzen, Heidelberg
Projektmanagement: Barbara Knüchel, Heidelberg
Lektorat: Dr. med Dipl.-Päd. Martina Kahl-Scholz, Möhnesee
Projektkoordination: Eva Schoeler, Heidelberg
Umschlaggestaltung: deblik Berlin
Herstellung: le-tex publishing services GmbH, Leipzig

Gedruckt auf säurefreiem und chlorfrei gebleichtem Papier.

Springer Medizin ist Teil der Fachverlagsgruppe Springer Science+Business Media
www.springer.com

Vorwort

Der Einzug Evidenz-basierter Medizin mit ihrer Forderung nach randomisierten Studien und Metaanalysen führte unausweichlich zu einer Abwertung des klinischen Fallberichts. Auf der untersten Stufe der Evidenzpyramide, gering geschätzt in Publikationslisten und Beförderungsrichtlinien, scheint kaum noch etwas von seinem alten Glanz übrig geblieben zu sein.

Dabei wird der unbestreitbare Nutzen sorgfältiger Fallbeschreibungen fast vergessen: für die Erfassung seltener Arzneimittel-Nebenwirkungen, die Darstellung von Therapie-Effekten bei seltenen Erkrankungen oder unter besonderen klinischen Voraussetzungen ist er unverzichtbar. Die Britische Ärztin Mary Walker beispielsweise, verhalf mit ihrem 1934 veröffentlichten Fall der 56-jährigen Mrs. M. dem Pyridostigmin zum Durchbruch bei der Behandlung der Myasthenia gravis.

Mit diesem Buch brechen wir eine Lanze für den Fallbericht. Denn unsere Erfahrung lehrt uns, dass Patientenbeschreibungen, komplementär zu den Resultaten kontrollierter Studien, eine wichtige Rolle in der klinischen Praxis spielen können. Prägnante und anschauliche Fallberichte bleiben besser im Gedächtnis haften, als komplizierte Studien. Sie geben Impulse, regen unser Denken an und bereichern so unseren klinischen Alltag.

Gegliedert in die einzelnen Spezialgebiete der Augenheilkunde, präsentiert dieses Buch spannende Fälle, klinische „Knacknüsse" oder elegante therapeutische Ansätze. Sämtliche Fälle wurden an der wiederkehrenden, vollständig auf Fallberichten aufgebauten Fortbildung „Ophthalmology Update" in Flims präsentiert und diskutiert. Auch im Namen aller Autoren wünschen wir eine anregende Lektüre!

Die Herausgeber

Michael A. Thiel, Wolfgang Bernauer,
Marlis Zürcher Schüpfer, Martin Schmid

Herausgeberportraits

Prof. Dr. med. Dr. phil. Michael A. Thiel

Chefarzt der Augenklinik, Luzerner Kantonsspital, Titularprofessor der Universität Zürich

Michael A. Thiel, 1964, studierte Medizin an der Universität Basel und promovierte dort 1991 zum Dr. med. Die klinische Weiterbildung startete mit Innerer Medizin, gefolgt von der fachärztlichen Weiterbildung zum Augenarzt an der Augenklinik des Universitätsspitals Zürich (1993–1997). Von 1997 bis 2000 folgte ein Forschungsaufenthalt an der Flinders University of South Australia in Adelaide mit einer zweiten Promotion zum Dr. phil. auf dem Gebiet der Transplantationsimmunologie. Ebenfalls in Adelaide erfolgte die augenärztliche Subspezialisierung auf dem Gebiet der Hornhauterkrankungen und Transplantation. Im Herbst 2000 kehrte er an die Augenklinik des Universitätsspitals Zürich zurück – zuerst als Oberarzt und Leiter der Hornhautbank, ab Herbst 2002 als Leitender Arzt a.i. für Vorderabschnittserkrankungen. 2005 erfolgte die Habilitation an der Universität Zürich. 2007 wechselte Prof. Thiel an das Luzerner Kantonsspital als Chefarzt der Augenklinik. Seit 2012 ist er dort als Departementsleiter aller Spezialkliniken und Mitglied der Geschäftsleitung des Luzerner Kantonsspitals tätig. Im Mai 2013 erfolgte die Ernennung zum Titularprofessor für Ophthalmologie, speziell Hornhauttransplantation, an der Universität Zürich.

Klinischer Schwerpunkt: Konservative und chirurgische Therapie von Erkrankungen der Hornhaut und der vorderen Augenabschnitte

Prof. Dr. med. Wolfgang Bernauer

Augenarzt, Titularprofessor und Leiter der ÓMMA Praxisgemeinschaft für Augenheilkunde (Zürich)

Herr Prof. Bernauer wurde in Zürich geboren und absolvierte das Studium der Medizin in Basel. Seine Weiterbildung zum Augenarzt fand in Basel, London und Zürich statt. Danach folgte eine Oberarzttätigkeit an der Augenklinik des Universitätsspitals in Zürich. 1995 habilitierte Prof. Bernauer an der Universität Basel, 1996 an der Universität Zürich. Seit 1995 hat er einen Lehrauftrag an der Universität Zürich. 1999 gründete Prof. Bernauer die ÓMMA Praxisgemeinschaft für Augenheilkunde, die als Weiterbildungsstätte anerkannt wurde. Neben operativen Tätigkeiten am Spital Männedorf, an der KlinikImPark und am Kantonsspital Luzern, befasst sich Prof. Bernauer mit der medizinischen und chirurgischen Ausbildung von jungen Augenärzten.

Wissenschaftliche Tätigkeit: Augenchirurgie, entzündliche Erkrankungen, Erkrankungen des äußeren Auges und der Hornhaut. Über 60 Arbeiten. Vogt-Preis (1995)

Dr. med. Marlis Zürcher Schüpfer

Augenärztin FMH, spez. Ophthalmochirurgie (Oculoplastische und Vordersegment Chirurgie)

Frau Dr. Zürcher Schlüpfer wurde 1957 geboren, absolvierte ihr Studium der Medizin in Bern und machte 1983 ihr Staatsexamen. Nach der Weiterbildung in Innerer Medizin und Viszeralchirurgie, bildete sie sich zur Augenärztin in Luzern und Winterthur weiter. Danach erfolgte eine zusätzliche Spezialisierung in oculoplastischer Chirurgie über 15 Monate am Moorfields Eye Hospital in London. 1993 eröffnete Frau Dr. Zürcher Schlüpfer eine chirurgisch orientierte Doppelpraxis in Luzern. Sie ist als Médecin adjoint an der Augenklinik des Kantonsspitals Luzern mit Ausbildungsauftrag in oculoplastischer Chirurgie seit 1993 tätig. Ferner blickt sie auf weitere ophthalmochirurgische Tätigkeiten an der Hirslanden Klinik St. Anna in Luzern, Kantonsspital Obwalden in Sarnen und im Augenzentrum Thun zurück. Seit 2008 ist sie Vorstandsmitglied der European Society of Ophthalmic Plastic and Reconstructive Surgery (ESOPRS).

Dr. med. Martin K. Schmid

Augenarzt FMH, spez. Ophthalmochirurgie, FEBO, Co-Chefarzt der Augenklinik Luzern

Nach dem Studium der Medizin in Bern absolvierte Dr. Schmid seine Weiterbildung in Arbeitsmedizin und Innerer Medizin. Es folgte die Ausbildung zum Augenarzt in Luzern, Bern und Basel. Herr Dr. Schmidt hat einen Lehrauftrag an der Universität Zürich und ist langjähriger Prüfungsexperte für Ophthalmochirurgie und beim European Board of Ophthalmology. Board Member bei der Swiss Vitreoretinal Group.

Klinische Schwerpunkte: Chirurgie des hinteren Augensegments, wobei ein besonderes Interesse bei der kombinierten Vorder- und Hinterabschnittseingriffen

Inhaltsverzeichnis

VII   Retina

VIII   Neurologische Krankheitsbilder

IX   Sonstiges

Mitarbeiterverzeichnis

Dr. med. Barbara C. Bachmann
Augenpraxis
Weinbergstraße 112
CH-8006 Zürich

Dr. med. Philipp Bänninger
Abteilung für Vorderabschnittserkrankungen
Refraktive Chirurgie, Hornhauterkrankungen
Augenklinik Luzerner Kantonsspital
Spitalstraße
CH-6000 Luzern 16

Oliver Bammert
Optometrist, Kontaktlinsenabteilung
Augenklinik Luzerner Kantonsspital
Spitalstraße
CH-6000 Luzern 16

Dr. med. Christoph N. Becht Tönz
Abteilung für hintere Augenabschnittserkrankungen
Uveitissprechstunde
Augenklinik Luzerner Kantonsspital
Spitalstraße
CH-6000 Luzern 16

Prof. Dr. med. Wolfgang Bernauer
ÓMMA Praxis
Theaterstraße 2
CH-8001 Zürich

Dr. med. Frank Bochmann
Abteilung für Vorderabschnittserkrankungen
Glaukomsprechstunde und -chirurgie
Augenklinik Luzerner Kantonsspital
Spitalstraße
CH-6000 Luzern 16

Dr. med. Urs Breitenstein
OnkoZentrum Zürich
Seestraße 259
CH-8038 Zürich

Dr. med. Matthias Brunner
ÓMMA Praxis
Theaterstraße 2
CH-8001 Zürich

Dr. med. Wasiliki Dedes
Abteilung für Vorderabschnittserkrankungen
Okuloplastik
Augenklinik Luzerner Kantonsspital
Spitalstraße
CH-6000 Luzern 16

PD Dr. med. Yan Guex-Crosier
Hôpital Ophthalmique Jules-Gonin
Ave. De France 15
CH-1000 Lausanne 7

Prof. Dr. med. A. R. von Hochstetter
Pathologie Institut Enge
Tödistraße 48
Postfach
CH-8027 Zürich

Dr. med. Oliver M. Job
Abteilung für Neuroophthalmologie- und Orthoptik
Augenklinik Luzerner Kantonsspital
Spitalstraße
CH-6000 Luzern 16

PD Dr. med. Claude Kaufmann
Abteilung für Vorderabschnittserkrankungen
Refraktive Chirurgie, Hornhautchirurgie
Augenklinik Luzerner Kantonsspital
Spitalstraße
CH-6000 Luzern 16

PD Dr. med. Christoph Kniestedt
Talacker Augen Zentrum Zürich
Talacker 42
CH-8001 Zürich

Dr. med. Julia K. Lacoste
ÓMMA Praxis
Theaterstraße 2
CH-8001 Zürich

Prof. Dr. med. Klara Landau
UniversitätsSpital Zürich
Augenklinik und Poliklinik
Frauenklinikstraße 24
CH-8091 Zürich

Dr. med. Nicola Lansel
Augenärzte Parkside
Bahnhofstraße 9
CH-8952 Schlieren

Dr. med. Valentina Reichmuth
Abteilung für Vorderabschnittserkrankungen
Refraktive Chirurgie, Hornhautchirurgie
Augenklinik Luzerner Kantonsspital
Spitalstraße
CH-6000 Luzern 16

PD Dr. med. Reinhard Rüesch
Klinik für Augenkrankheiten
Kantonsspital
CH-9007 St. Gallen

Dr. med. Martin K. Schmid
Abteilung für hintere Augenabschnittserkrankungen
Augenklinik Luzerner Kantonsspital
Spitalstraße
CH-6000 Luzern 16

Dr. med. Holger Schramm
Augenzentrum Dr. Schramm und Partner
Schaffhauserstraße 347
CH-8050 Zürich

Prof. Dr. med. Jörg Stürmer
Augenklinik Kantonsspital Winterthur
Brauerstraße 15
CH-8400 Winterthur

Dr. med. Janine Tarantino-Scherrer
Abteilung für Vorderabschnittserkrankungen
Glaukom, Plastische und Lidchirurgie
Augenklinik Luzerner Kantonsspital
Spitalstraße
CH-6000 Luzern 16

Prof. Dr. med. Dr. phil. M.A. Thiel
Augenklinik Luzerner Kantonsspital
Spitalstraße
CH-6000 Luzern 16

Dr. med. Adelheid Thölen
Vista Diagnostics
Limmatquai 4
CH-8001 Zürich

Prof. Dr. med. Thomas J. Wolfensberger
Hôpital Ophtalmique Jules-Gonin
Ave. De France 15
CH-1000 Lausanne 7

Dr. med. Marlis Zürcher Schüpfer
Praxis für Ophtalmologie
Stadthausstraße 1
CH-6003 Luzern

Augenlid

Fataler Tumor des Oberlides mit Verlust des Auges

M. Zürcher Schüpfer, W. Dedes

M. Thiel, W. Bernauer, M. Zürcher Schüpfer, M. Schmid (Hrsg.), *Fallbeispiele Augenheilkunde*,
DOI 10.1007/978-3-642-42219-5_1, © Springer-Verlag Berlin Heidelberg 2013

■ Klinischer Fall

Ein 69-jähriger Patient wird zur Abklärung eines Tumors (■ Abb. 1.1) des rechten Oberlides temporal zugewiesen. Aus der Anamnese sind ein Autounfall vor 50 Jahren mit Schädelhirntrauma und Orbitafraktur rechts sowie eine intermittierende Exotropie links bekannt. Der Patient ist schwer übergewichtig mit einem Bodymass Index (BMI) deutlich über 25.

■ Abklärung und Intervention

Die Untersuchung des Patienten ergibt ein **Oberlidektropium temporal** mit tumorös verdickter und metaplastisch veränderter Bindehaut bei sehr **laxem Oberlid** (■ Abb. 1.2). Es wird die Diagnose eines „**Floppy-Eyelid-Syndroms (FES)**" gestellt. Dem Patienten wird dringend empfohlen, zur Verminderung des mechanisch, entzündlichen Reizes, das Oberlid operieren zu lassen (Lidstraffung) und nahe gelegt, nachts nicht mehr auf der rechten Seite zu schlafen. Der Patient jedoch verweigert einen operativen Eingriff und erscheint auch nicht mehr zu den vereinbarten Augenarztterminen.

■ Verlauf

Ein halbes Jahr später wird der Patient notfallmäßig in ein kleineres Spital auf die HNO-Abteilung wegen einer angeblichen Sinusitis und begleitenden starken Schmerzen der rechten Gesichtshälfte und um das rechte Auge eingewiesen. Eines Morgens bemerkt der Patient einen akuten Schmerz mit Herausfallen von etwas Kleinem aus dem rechten Auge und danach Nachlassen der Schmerzen. Das Material aus dem Auge wird von einer aufmerksamen Krankenschwester in einem sterilen Döschen asserviert und dem Patienten gegeben (■ Abb. 1.3). Zwei Tage danach wird der Patient wegen Besserung der Beschwerden aus dem Spital mit der Auflage entlassen, sich beim eigenen Augenarzt zu melden. Einen Tag später erfolgt dann die Zuweisung des Patienten in die Augenklinik mit folgender Diagnose (■ Abb. 1.4): **Endophthalmie mit Hornhauteinschmelzung** und **Linsenverlust**. Das von der Pflegefachfrau aufgehobene Material entspricht der Augenlinse. Das Auge ist nicht mehr zu retten.

■ Diskussion

Der Patient wird initial mit der Fehldiagnose eines Oberlidtumors zugewiesen. Obwohl die Diagnose eines FES dann zügig gestellt wird, kommt es nicht zu einer zeitgerechten Therapie, weil der Patient diese verweigert. Inwiefern die zerebrale Leistung bei Z. n. schwerem Schädelhirntrauma in der Bewertung der Situation maßgeblich dazu beiträgt, bleibt dahingestellt. Auch die Beurteilung der Augensituation im externen Spital ist zumindest fragwürdig. Der Patient verliert sein Auge infolge Komplikationen (Hornhautulkus mit Perforation und Endophthalmie). Die systemischen Konsequenzen können möglicher-

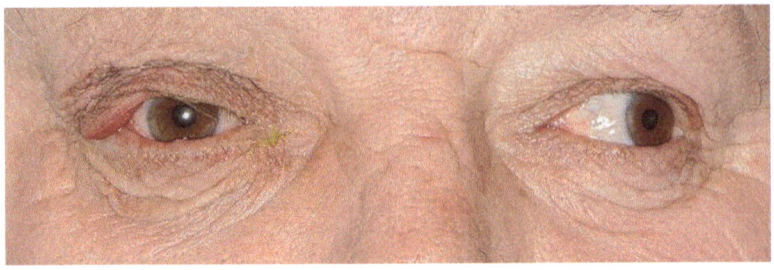

Abb. 1.1 Initialer Aspekt des Patienten mit „Oberlidtumor temporal", Exotropie, generalisiert involutive Lidveränderungen mit Zilienptose, Ptose, Dermatochalase

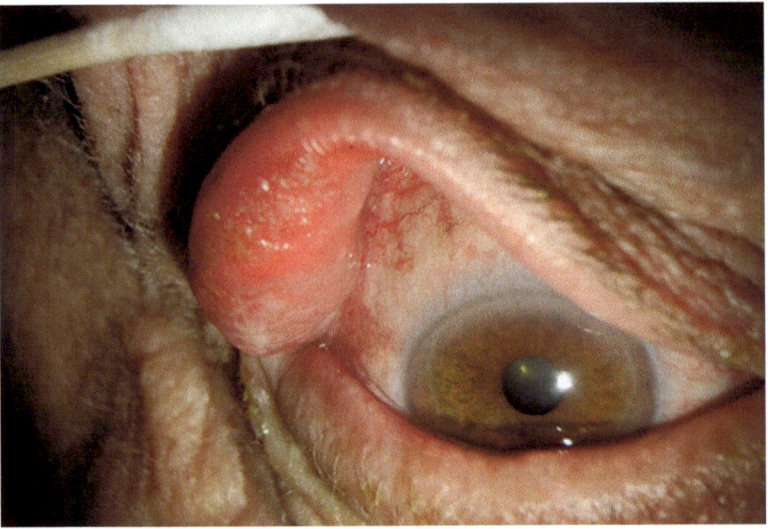

Abb. 1.2 *Floppy Eyelid* mit extremer Laxizität, chronisch mazerierter, metaplastisch entzündlich veränderter Bindehaut temporal

weise noch verhindert werden. Die Abklärungen beim Hausarzt ergeben ein Schlafapnoe-Syndrom, das therapeutisch angegangen wird.

Das **Floppy Eyelid Syndrome (FES)** wird häufig nicht erkannt, und die Patienten werden mit anderen assoziierten Symptomen zugewiesen. Erstmals wurde das Syndrom 1981 von Culbertson und Ostler beschrieben. FES findet sich meist bei Männern mittleren Alters, die schwer übergewichtig sind. Das Syndrom kann allerdings nicht nur für die Augen der Patienten schwerwiegende Folgen haben, wie obiges Beispiel zeigt, sondern hat auch Konsequenzen für die Prognose *quod ad vitam*. Die Ursache des FES ist unklar. Eine mechanische Komponente wird postuliert, da die betroffene Seite meist diejenige Seite ist, auf der der Patient schläft. Bei sehr laxem Auge kann es zu einem nachts auftretenden Ektropium kommen, und die Irritation hat auch vermehrtes Reiben am Auge zur Folge. Die histologischen Untersuchungen zeigen eine chronisch unspezifische Entzündung, vor allem eine Verminderung der elastischen Fasern, deren Ultrastruktur zudem ebenfalls verändert ist. Dies führt zu einem sehr laxen Oberlid mit chronisch papillärer Konjunktivitis, Blepharitis, punktueller epithelialer Keratitis und vermehrtem Sekret. Die Komplikationen davon sind Hornhautulzera bis hin zur Endophthalmie. Die Assoziation mit einem Keratoconus wird auf das vermehrte Reiben zurückgeführt. Möglicherweise ist auch die veränderte Ultrastruktur der elastischen Fasern ursächlich mitverantwortlich. Es findet sich bei den Patienten mit FES häufig ein generell

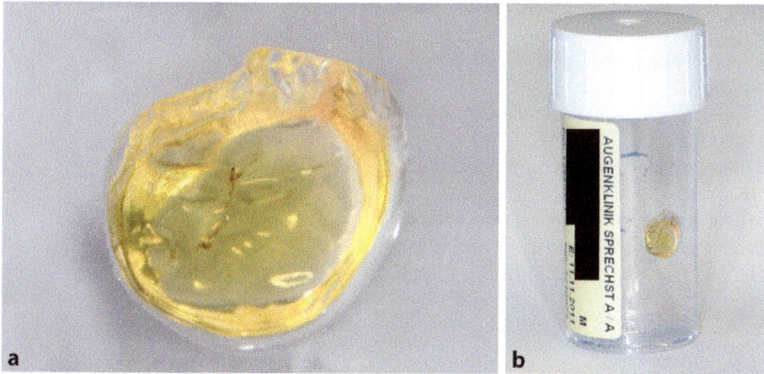

◻ **Abb. 1.3a, b** Extrudierte Linse im Töpfchen, die der Patient mitbringt

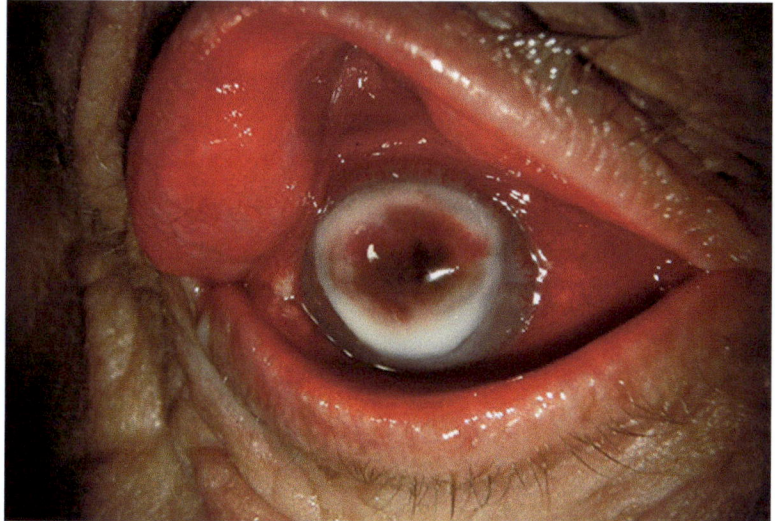

◻ **Abb. 1.4** Endophthalmie mit Perforation und Aphakie

erschlaffter Lidapparat mit Dermatochalase und Ptose. Systemische Assoziationen sind vor allem das Schlafapnoe-Syndrom, starkes Übergewicht und Diabetes mellitus. Dies ist im Hinblick auf eine nachgewiesene erhöhte Morbidität/Mortalität wegen kardialen und zerebralen Ereignissen wichtig. Therapeutisch werden verschiedene Ansätze empfohlen: Einerseits Verminderung der mechanischen Stressfaktoren (Vermeiden von Schlafen auf der betroffenen Seite, Uhrglasverbände, Zukleben des Auges mit Pflaster, Verbot von Reiben am betroffenen Auge, Salbenapplikation und befeuchtende lokale Therapie), andererseits operative Straffung des viel zu laxen Oberlides lateral und medial, unter Schonung des Tarsus, Abklärung und Therapie durch Internisten eines Schlafapnoe-Syndroms, eines Übergewichtes und eines Diabetes.

Literatur

Culbertson WW, Ostler HB (1981) The floppy eyelid syndrome. Am J Ophthalmol 92:568–575
Donnenfeld ED, Perry HD, Gibralter RP et al (1991) Keratoconus associated with floppy eyelid syndrome. Ophthalmology 98(11):1674–1678

Ezra DG, Beaconsfield M, Collin R (2010) Major Review. Floppy Eyelid Syndrome: Stretching the Limits. Survophthal 55:35–46

McNab AA (1997) Floppy eyelid syndrome and obstructive sleep apnea. Ophthal Plast Reconstr Surg 13:98

Mojon DS, Goldblum D, Fleischhauer J et al (1999) Eyelid, conjunctival, and corneal findings in sleep apnea syndrome. Ophthalmology 106:1182–1185

Mojon DS, Goldblum D, Fleischhauer J et al (1999) Eyelid, conjunctival, and corneal findings in sleep apnea syndrome. Ophthalmology 106:1182–1185

Schlötzer-Schrehardt U, Stojkovic M, Hofmann-Rummelt C et al (2005) The Pathogenesis of Floppy Eyelid Syndrome: Involvement of Matrix Metalloproteinases in Elastic Fiber Degradation. Ophthalmology 112:694–704

Die x-te Neubeurteilung wegen chronischer Blepharitis

M.A. Thiel, J. Tarantino-Scherrer

M. Thiel, W. Bernauer, M. Zürcher Schüpfer, M. Schmid (Hrsg.), *Fallbeispiele Augenheilkunde*, DOI 10.1007/978-3-642-42219-5_2, © Springer-Verlag Berlin Heidelberg 2013

◾ Klinischer Fall

Eine 46-jährige Patientin konsultiert die Ambulanz wegen **chronisch gereizter Lider**, **Fremdkörpergefühl** und **Epiphora**. Im Verlauf der Jahre hatte sie bereits 7 verschiedene Augenärzte konsultiert. Befeuchtungstherapie und Lidrandhygiene brachten keinen eindeutigen Erfolg und mehrfache Versuche mit peroralen Minocingaben wurden wegen Trockenheit vorzeitig abgebrochen.

◾ Abklärung und Intervention

Die Untersuchung zeigte gestaute Meibomdrüsen und Krusten an den Wimpernansätzen. Es wurden mehrere Wimpern epiliert, auf einem Objektträger mit NaCl 0,9 % und Fluorescein angefärbt und mit einem einfachen Lichtmikroskop bei 20- und 40-facher Vergrößerung untersucht. Es fanden sich im Wurzelbereich von 3 der 4 epilierten Wimpern mehrere segmentierte und sich bewegende Demodex-Milben (◾ Abb. 2.1–◾ Abb. 2.3).

Es wurde eine Lidrandbehandlung gegen Demodex mit verdünntem Teebaumöl begonnen. Eine Verdünnung von 20 % wurde wegen Brennen sofort abgesetzt. Demgegenüber wurde die Behandlung mit 0,02 % Teebaumöl-haltigem Lidschaum (Naviblef, Ophtapharm AG) von der Patientin gut toleriert und täglich durchgeführt.

◾ Verlauf

Unter der Lidschaum-Therapie mit verdünntem Teebaumöl bildeten sich die Veränderungen an den Lidern und die Beschwerden der Patientin weitgehend zurück. Bei einer erneuten Untersuchung vier Wochen nach Beginn der Therapie zeigte sich nur noch bei einer von vier Wimpern eine einzige Demodex-Milbe. Ein Absetzversuch der Therapie führte nach kurzer Zeit zu einem erneuten Aufflammen der Blepharitis.

◾ Diskussion

Demodex-Milben im Bereich der Wimpernwurzeln sind bei Patienten über 70 Jahren ein sehr häufiger Befund. Entsprechend wurde der Krankheitswert von Demodex lange kontrovers diskutiert. Inzwischen ist der Zusammenhang zwischen Demodex und therapierefraktärer Blepharitis aber eindeutig nachgewiesen.

Demodex-Milben können lokal mit verdünntem Teebaumöl oder systemisch mit verschiedenen Medikamenten, wie Ivermectin oder Minocin-Akne, behandelt werden. Eine vollständige Eradikation der Milben wird meist nicht erreicht, jedoch führt eine Reduktion der Milbendichte oft zu einer deutlichen Besserung der Befunde und Beschwerden.

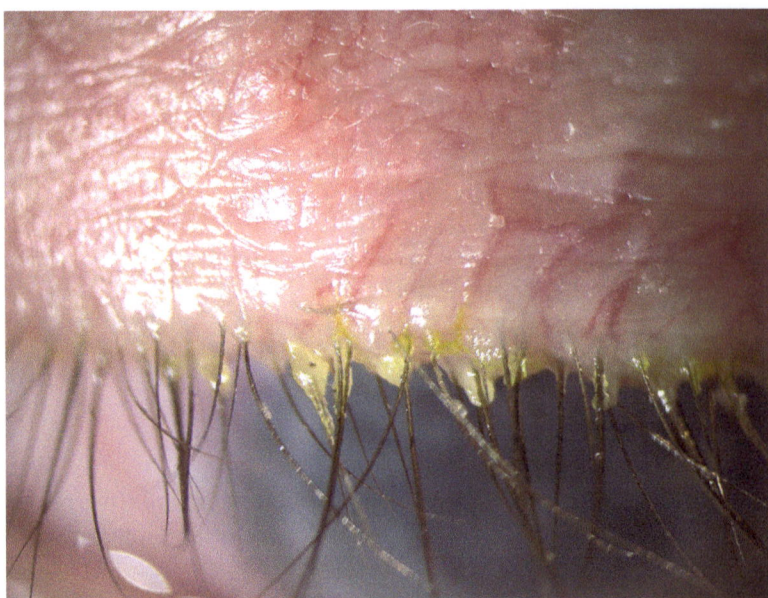

■ **Abb. 2.1** Demodex-Blepharitis

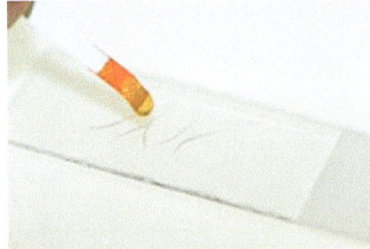

■ **Abb. 2.2** Nachweis von Demodex auf den Wimpern: Epilierte Wimpern werden mit einem Tropfen 0,9 % NaCl und Fluorescein angefärbt und dann unter dem Mikroskop untersucht

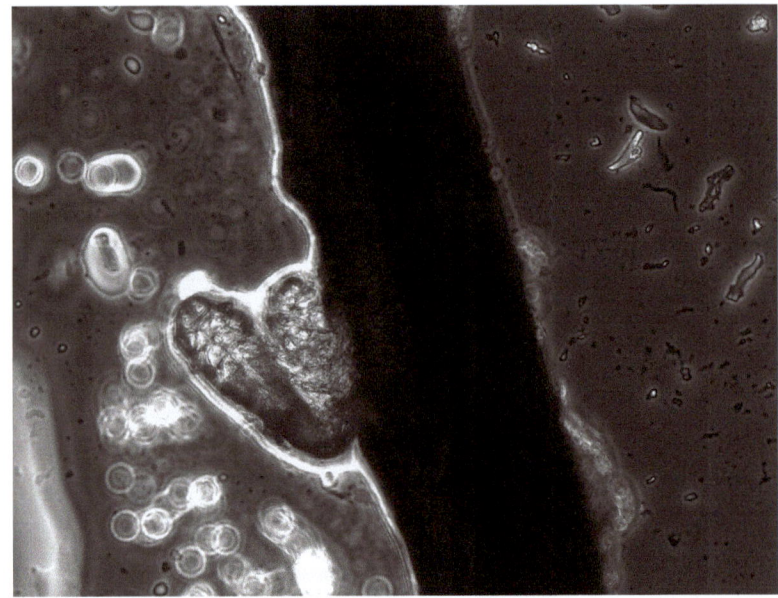

■ **Abb. 2.3** Zwei Demodex-Milben am Ansatz einer Wimper (Mikroskopierbild mit 40-facher Vergrößerung). Die Milben sind einfach zu erkennen, da sie sich wegen der Wärme der Lichtquelle aktiv bewegen

Literatur

Holzchuh FG, Hida RY, Moscovici BK, Villa Albers MB, Santo RM, Kara-José N, Holzchuh R (2011) Clinical treatment of ocular Demodex folliculorum by systemic ivermectin. Am J Ophthalmol 151(6):1030–1034

Liu J, Sheha H, Tseng SC (2010) Pathogenic role of Demodex mites in blepharitis. Curr Opin Allergy Clin Immunol 10(5):505–510

Zhao YE, Wu LP, Hu L, Xu JR (2012) Association of blepharitis with Demodex: a meta-analysis. Ophthalmic Epidemiol 19(2):95–102

Einseitige chronisch intermittierende Schleimsekretion und Epiphora

W. Dedes

M. Thiel, W. Bernauer, M. Zürcher Schüpfer, M. Schmid (Hrsg.), *Fallbeispiele Augenheilkunde*,
DOI 10.1007/978-3-642-42219-5_3, © Springer-Verlag Berlin Heidelberg 2013

- **Klinischer Fall**

Eine 76-jährige Patientin klagte über ein **tränendes Auge** und **Schleimabson-
derung** seit mehr als 2 Jahren, zudem berichtete sie über ein **gelegentlich gerötetes Auge**. Sie war lange wegen einer **chronischen Blepharitis** von ihrem Arzt
behandelt worden. Bei Verdacht auf intermittierende Konjunktividen waren
ihr immer wieder lokale antibiotische Augentropfen verschrieben worden, die
jeweils nur eine kurzzeitige Verminderung des Schleims und Linderung der
Beschwerden brachten.

- **Abklärung und Intervention**

Die klinische Untersuchung ergab eine milde Rötung und Schwellung im Bereich des inferioren medialen Unterlides (◘ Abb. 3.1). Die Tränenwegsspü-
lung zeigte einen guten Abfluss nach endonasal ohne Reflux. Das **inferiore
Tränenpünktchen** war **ödematös** und **aufgeworfen** (sog. *pouting punctum*,
◘ Abb. 3.2), und auf Druck im Bereich des inferioren Canaliculus kam es zu
reichlicher Schleimsekretion durch das inferiore Tränenpünktchen. Auf Druck
im Bereich des superioren Canaliculus konnte kein Schleim exprimiert werden.
Aufgrund der Anamnese und dieser typischen Befunde konnte die Diagnose
einer **Canaliculitis** klinisch gestellt werden. Ein Abstrich wies eine anaerobe
Mischflora nach.

Es folgte eine 3-snip Plastik mit Curettage und Endoskopie (◘ Abb. 3.3 und
◘ Abb. 3.4), dabei konnten zahlreiche Konkremente entfernt werden. Postinter-
ventionell wurde eine lokale antibiotische Therapie mit Ofloxacin Augentropfen
über 3 Wochen verschrieben.

- **Verlauf**

Nach Behandlung der Canaliculitis mit einer 3-snip Plastik, Curettage und anschließender lokaler antibiotischer Therapie blieb die Patientin erstmals nach
2 Jahren absolut beschwerdefrei ohne Rezidiv. Auch die Epiphora verschwand
gänzlich.

- **Diskussion**

Wie der oben beschriebene Fall zeigt, ist die Canaliculitis eine seltene Erkrankung, die initial sehr häufig fehldiagnostiziert und daher auch über eine lange
Zeit hinweg ungenügend behandelt wird. **Die Patienten leiden oft jahrelang an
chronisch tränenden, geröteten Augen, Schleimsekretion und Lidschwellun-
gen.** Lokale Therapien mit Augentropfen bringen nur kurzzeitige Linderung,
die Diagnosestellung verzögert sich so über Monate bis Jahre. Die häufigsten
Fehldiagnosen sind Hordeolum, bakterielle Konjunktivitis, Dacryocystitis
und chronische Blepahritis. Typischerweise sind vor allem Frauen mittleren

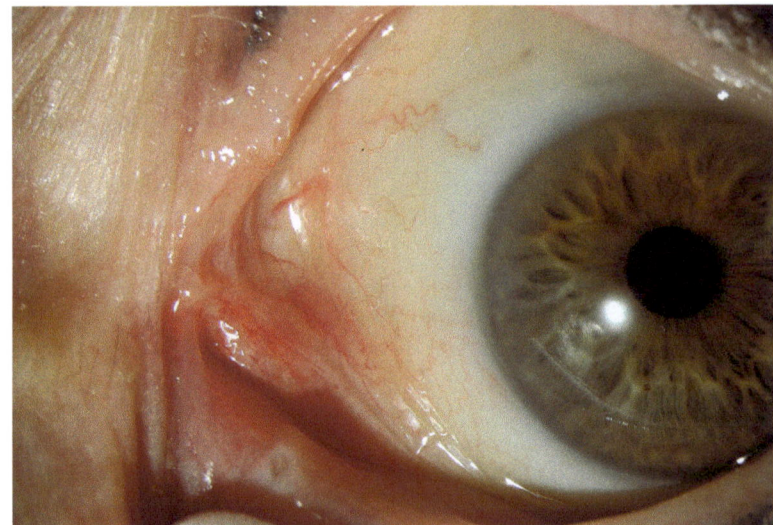

Abb. 3.1 Canaliculitis: gerötetes, leicht ödematöses mediales Unterlid im Bereich des Canaliculus inferior

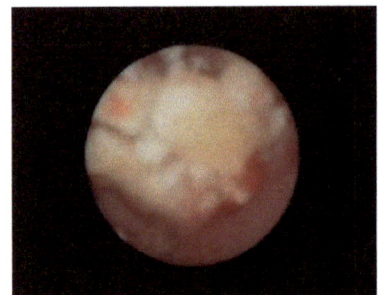

Abb. 3.3 Dacryoendoskopie während Curettage: Canaliculus inferior mit Konkrementen

Abb. 3.2 Typische Veränderung „*Pouting punctum*": aufgeworfenes, ödematöses Punctum inferior

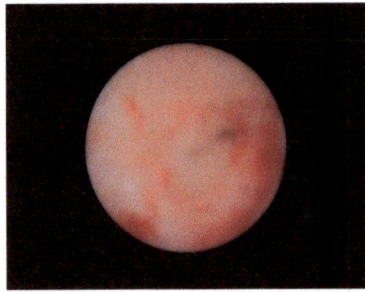

Abb. 3.4 Dacryoendoskopie Canaliculus inferior nach erfolgter Curettage

Alters betroffen. Die Canaliculitis tritt meistens einseitig auf und betrifft meistens nur einen Canaliculus. Der inferiore Canaliculus ist häufiger betroffen, als der superiore. Oft ist der betroffene Tränenpunkt aufgeworfen und etwas ödematös (sog. „*pouting punctum*"), auf Druck über dem betroffenen Canaliculus kann Schleim exprimiert werden. Die Diagnose kann so in den allermeisten Fällen einfach klinisch gestellt werden. Beim Symptom Schleimsekretion sollte deshalb stets an die Differentialdiagnose Canaliculitis gedacht werden.

Die Therapie der Canaliculitis besteht in einer Canaliculotomie (i. d. R. genügt eine 1- oder 3-snip Plastik) und Curettage gefolgt von lokaler (+/− systemischer) antibiotischer Therapie. Die häufigsten Canaliculitis-Erreger sind Staphylokokken, Streptokokken, *Actinomyces israelii* und *Propionibacterium acnes*. Häufig besteht eine Mischflora. Aus diesem Grund wird trotz hoher Sensibilität der *Actinomyces israelii* auf Penicillin, die lokale Gabe eines Breitspektrum Antibiotikums empfohlen (z. B Ofloxacin, Levofloxacin).

Literatur

Freedman JR et al (2011) Primary and secondary lacrimal Canaliculitis: a review of literature. Surv Ophthalmol 56(4):336–347

Kaliki S et al (2012) Primary canaliculitis: clinical features, microbiological profile, and management outcome. Ophthal Plast Reconstr Surg 28(5):355–360

Zaldivar RA et al (2009) Primary canaliculitis. Ophthal Plast Reconstr Surg 25(6):481–484

Konjunktiva

Zunehmend gerötete Augen und Hyperplasie der Bindehaut

W. Bernauer, J.K. Lacoste, A.R. von Hochstetter, U. Breitenstein

M. Thiel, W. Bernauer, M. Zürcher Schüpfer, M. Schmid (Hrsg.), *Fallbeispiele Augenheilkunde*,
DOI 10.1007/978-3-642-42219-5_4, © Springer-Verlag Berlin Heidelberg 2013

▪ Klinischer Fall

Ein 31-jähriger, völlig gesunder Mann bemerkte in den letzten drei Jahren eine zunehmende Rötung der Augen. Im Vorfeld seiner Erkrankung hatte er sich mehrfach unter einfachsten hygienischen Bedingungen in Südamerika aufgehalten. Augenärztliche Untersuchungen ergaben zunächst eine „unspezifische Bindehautreizung". Follikuläre Veränderungen und eine konjunktivale Hyperplasie an beiden Augen (◘ Abb. 4.1) veranlassten im Jahre 2007 aber weitere Untersuchungen.

▪ Abklärung und Intervention

Eine Biopsie aus der Conjunctiva bulbi ergab die Diagnose eines **MALT-Lymphoms** (◘ Abb. 4.2 und ◘ Abb. 4.3). Eingehende Abklärungen zeigten keine extraokulären Manifestationen. Ein MALT-Lymphom (*„**M**ucosa-**a**ssociated **l**ymphoid **t**issue"*) ist ein extranodales, niedrig malignes B-Zellen-Lymphom vom Marginalzonentyp. Bei gewissen extranodalen Marginalzonen-Lymphomen wird eine Infektion als Trigger angenommen. Bekannt ist das niedrig maligne Marginalzonen-Lymphom des Magens, welches durch Helicobacter pylori als klonalem B-Zellproliferationsstimulator verursacht wird. Beim Marignalzonen-Lymphom der okulären Adnexe wird eine Infektion mit **Chlamydia psittaci** als Auslösemechanismus diskutiert. Deshalb wurden entsprechende Abklärungen bei dem vorgestellten Patienten veranlasst. Die Chlamydienserologie (enzymgekoppelter Immunadsorptionstest = EIA) ergab im Mai 2007 ein IgM von 1,3 und im November 2007 von 1,1 (< 1,0 MOC). In der Biopsie ließen sich aber auch mit der hochsensitiven Polymerase-Kettenreaktion (PCR) keine Genteile von *Chlamydia psittaci* nachweisen.

Da keine extraokularen Lymphommanifestationen nachweisbar waren und ein geringer symptomatischer Druck vorlag, wurde eine Bestrahlungstherapie oder alkylierende Chemotherapie als unverhältnismäßig angesehen. Stattdessen folgte man der Pilotstudie von Ferreri und Mitarbeitern und begann mit einer antibiotischen Therapie. Zwei Zyklen mit Doxycyclin wurden verabreicht: Im Juli 2007 100 mg/24 h über 3 Wochen und erneut – bei geringer Rückbildungstendenz – im Februar 2008 (200 mg/24 h über 4 Wochen).

▪ Verlauf

Über einen Zeitraum von 5 Jahren wurde der Patient anfangs häufiger und ab 2010 alle 6 Monate ophthalmologisch und onkologisch untersucht. Bildgebende Verfahren zeigten zu keinem Zeitpunkt extraokulare Lymphommanifestationen. Die klinische Untersuchung und Fotodokumentationen der Konjunktiva zeigten bis Ende 2010 etwa stationäre hyperplastische Bindehautveränderungen (◘ Abb. 4.1). Ab 2011 wurde eine eindeutige Regression festgestellt (◘ Abb. 4.4).

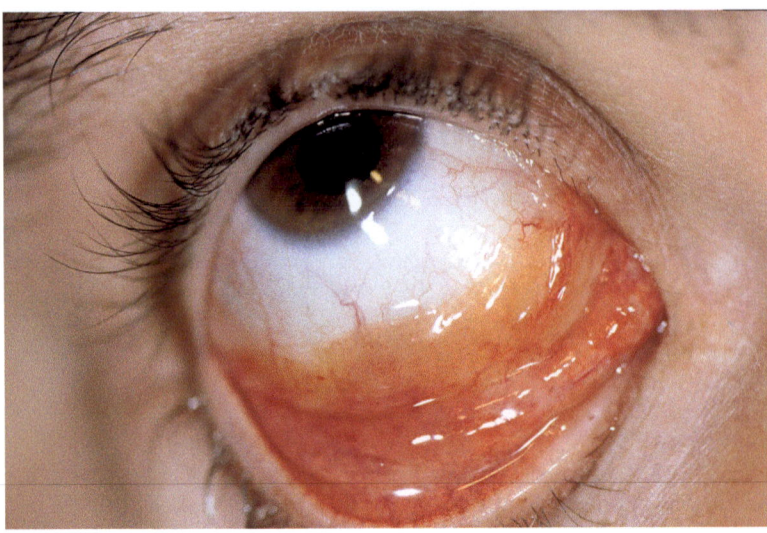

■ **Abb. 4.1** Hyperplastische Bindehautveränderungen am rechten Auge in der Aufnahme von 2007

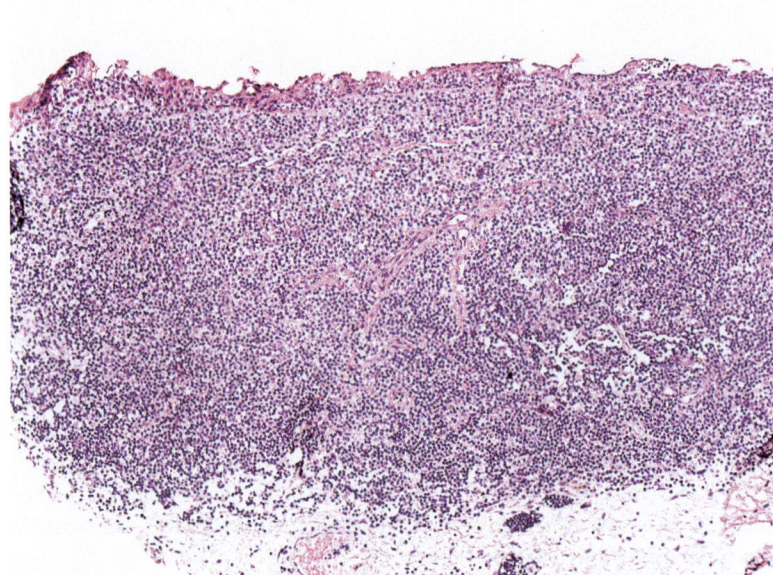

■ **Abb. 4.2** Histologische Untersuchung der Conjunctiva bulbi. Dichte zelluläre Infiltration der Substantia propria (HE, ca. x 50)

■ **Diskussion**

Die Behandlung von Lymphomen der okulären Adnexe des MALT-Typs mit antiinfektiven Präparaten ist eine neue therapeutische Option. Zur Effizienz dieser Therapie gibt es keine kontrollierten Studien und nur wenige Berichte. Unsere Fallbeschreibung ergänzt diese Literatur erstmals mit einem 5-Jahresverlauf und illustriert die Wirksamkeit dieser Therapieoption.

Die rationale Basis für diese Therapieform ist die beobachtete starke Assoziation von Lymphomen der okulären Adnexe des MALT-Typs mit **Chlamydia psittaci**. Dies rückt den Fokus auf eine infektiöse Genese dieses B-Zell-

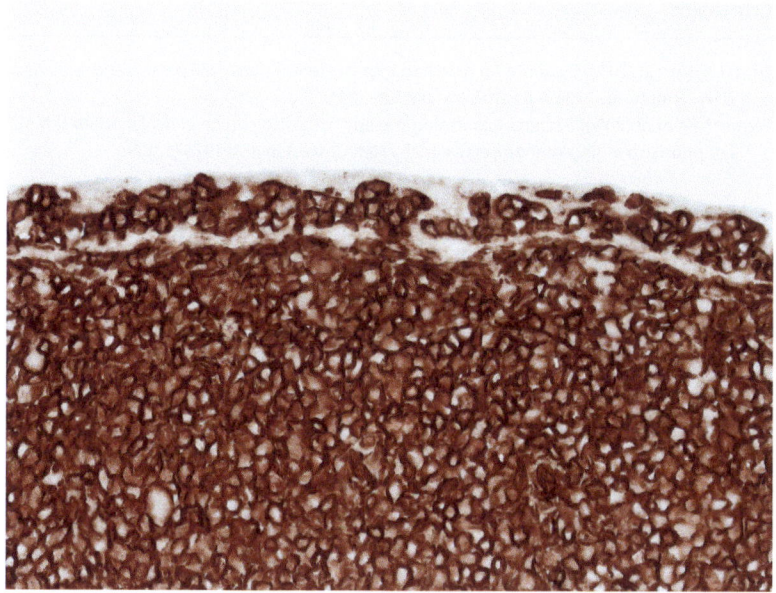

■ **Abb. 4.3** Die zelluläre Infiltration besteht vorwiegend aus monoklonalen B-Zellen (anti-CD20, ca. x 250)

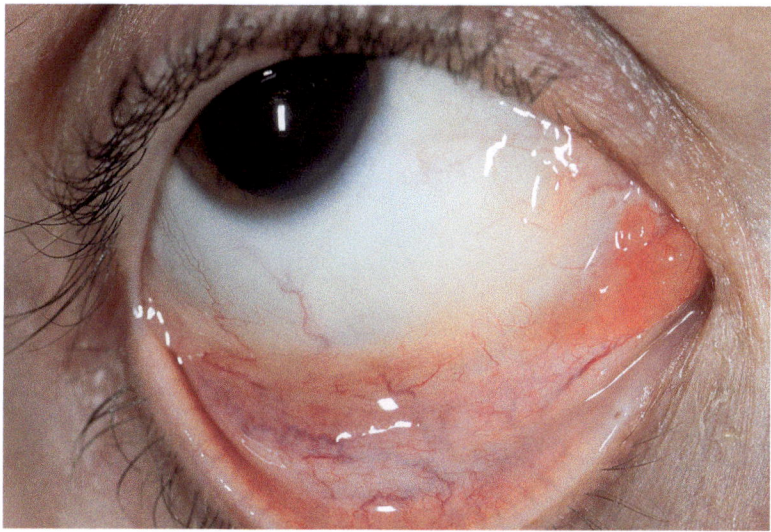

■ **Abb. 4.4** Aufnahme von 2012: Nach zwei Zyklen systemischer Doxycyclin-Gabe vor beinahe 5 Jahren hat sich eine eindrückliche Regression der Bindehautveränderungen entwickelt. Rechtes Auge wie in ■ Abb. 4.1

Lymphoms. Nach Behandlung mit Doxycyclin wurde in 64 % der Fälle eine Rückbildung der Lymphome beschrieben. Interessanterweise beobachteten die Autoren aber nicht nur eine Rückbildung bei PCR-positiven, sondern auch bei PCR-negativen Lymphomen der okulären Adnexe. Damit wird auch eine infektiöse Genese mit bislang unbekannten Doxycyclin-sensitiven Mikroorganismen denkbar.

Literatur

Ferreri AJM et al (2004) Evidence for an association between Chlamydia psittaci and ocular adnexal lymphomas. J Natl Cancesr Inst 96:586–594

Ferreri AJM et al (2006) Bacteria-eradicating therapy with doxycycline in ocular adenxal MALT lymphoma: a multicenter prosective trial. J Natl Cancesr Inst 98:1375–1382

Granulomatöse Konjunktivitis

M. Brunner, A.R. von Hochstetter, J.K. Lacoste, W. Bernauer

M. Thiel, W. Bernauer, M. Zürcher Schüpfer, M. Schmid (Hrsg.), *Fallbeispiele Augenheilkunde*,
DOI 10.1007/978-3-642-42219-5_5, © Springer-Verlag Berlin Heidelberg 2013

■ Klinischer Fall

Ein 60-jähriger Mann litt über Monate unter persistierend roten Augen
(◘ Abb. 5.1). Wegen der **therapierefraktären Bindehautentzündung** wurde er
zur konsiliarischen Abklärung zugewiesen. Verschiedene antibiotische und an-
tientzündliche Lokalbehandlungen waren ohne nachhaltigen Effekt geblieben.
Die übrige Augenanamnese war bis auf eine **okuläre Hypertension** unauffällig.
Eine intraokulare Druckbehandlung mit Alphagan und später Combigan wurde
seit fünf Jahren bestens toleriert.

■ Abklärung und Intervention

Die ophthalmologische Untersuchung zeigte eine ausgeprägte beidseitige
Hyperämie der Conjunctiva bulbi und **tarsi**, eine mäßig ausgeprägte Folli-
kelbildung sowie linksbetonte, **glasig erscheinende Granulome** in der bulbären Bindehaut (◘ Abb. 5.1). Intraokulare Entzündungszeichen waren nicht
feststellbar. Die mikrobiologische Untersuchung der Bindehaut ergab kein
Bakterienwachstum und der Chlamydientest (PCR) war negativ. Eine histologische Untersuchung der veränderten Conjunctiva bulbi links zeigte ein
**entzündliches Infiltrat mit Ausbildung epitheloidzelliger Granulome ohne
zentrale Verkäsung** (◘ Abb. 5.2, ◘ Abb. 5.3 und ◘ Abb. 5.4). Damit wurde
die klinische Diagnose einer **granulomatösen Konjunktivitis** histologisch
bestätigt. Fremdkörpermaterial und säurefeste Stäbchen wurden im Biopsat
nicht nachgewiesen. Extraokuläre granulomatöse Manifestationen, insbesondere klinische und radiologische Hinweise für eine Sarkoidose, wurden nicht
gefunden. Serologisch wurde ein grenzwertiger IgM-Titer (1 : 32) für *Bartonella henselae* nachgewiesen. Die Nachkontrolle nach vier Wochen ergab eine
Serokonversion mit Anstieg des IgG-Titers (1 : 64) und Normalisierung der
IgM-Werte (1 : 8). Diese Untersuchungen ließen eine **Bartonellose (Katzen-
krankheit)** als Ursache der Konjunktivitis vermuten. In der Folge wurde eine
Antibiose mit Azithromycin *per os* in einer Dosierung von insgesamt 1500 mg
durchgeführt.

■ Verlauf

Die antibiotische Behandlung blieb ohne Effekt. Zwei Wochen nach Einnahme
des Azithromycins bestanden unveränderte Symptome und die eingangs beschriebenen klinischen Veränderungen. Auch eine topische Steroidtherapie
zeigte kaum Effekt. Erst das Absetzen der drucksenkenden Therapie führte zu
einer Reizabnahme. Drei Monate nach Sistieren des Brimonidins, welches in
Alphagan und Combigan enthalten ist, hatten sich die Befunde vollständig normalisiert.

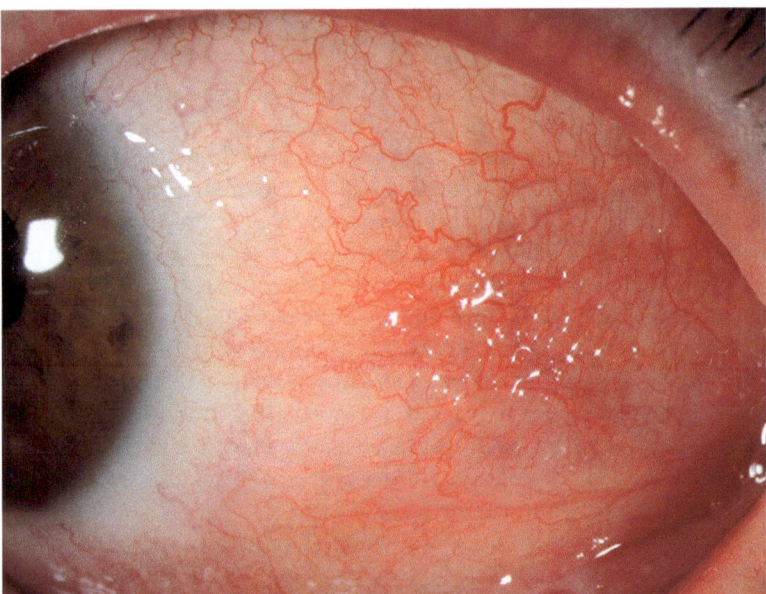

▣ Abb. 5.1 Konsiliarische Vorstellung bei persistierend roten Augen. Ausgeprägte Konjunktivitis

▣ Abb. 5.2 Glasig erscheinende Granulome in der bulbären Bindehaut. Zu beachten ist das Reflexbild, das die erhabenen Knötchen sichtbar macht

■   **Diskussion**

Vielfältige Ätiologien können zu einer granulomatösen Konjunktivitis führen. Bindehautgranulome wurden als Folge von bakteriellen Infekten, Pilzerkrankungen, Sarkoidose, Fremdkörpermaterial und medikamentös-toxischen Effekten beschrieben. Brimonidin tartrat (enthalten in Alphagan und Combigan) ist ein selektiver adrenerger α2-Rezeptoragonist, welcher durch eine Reduktion der Kammerwasserproduktion und durch einen gesteigerten uveoskleralen Abfluss zur Behandlung des Glaukoms und der okulären Hypertension eingesetzt wird. Allergische Konjunktivitiden und toxische Reizzustände der Augenoberfläche sind häufige und gut bekannte Nebenwirkungen von Brimonidin.

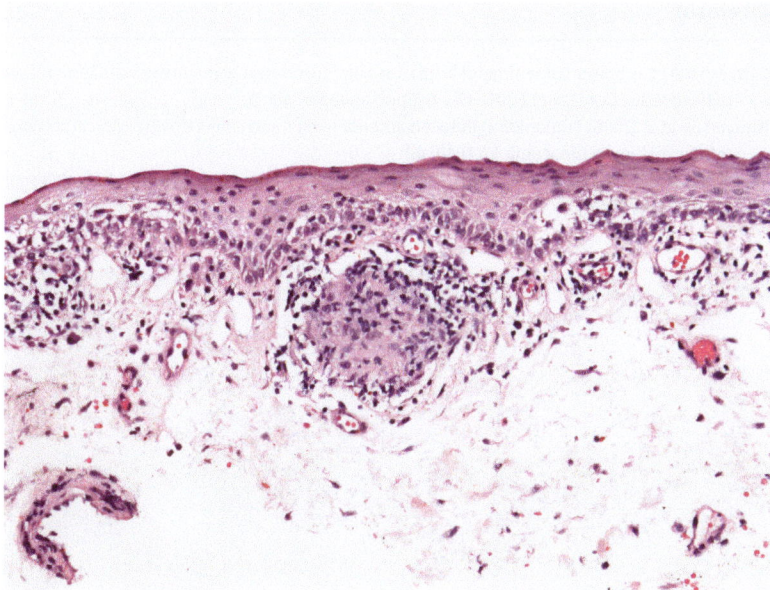

Abb. 5.3 Histologische Untersuchung der Conjunctiva bulbi. Chronische Entzündung mit Granulombildung. Das konjunktivale Epithel weist eine Schichtungsstörung auf (HE, ca. x 50)

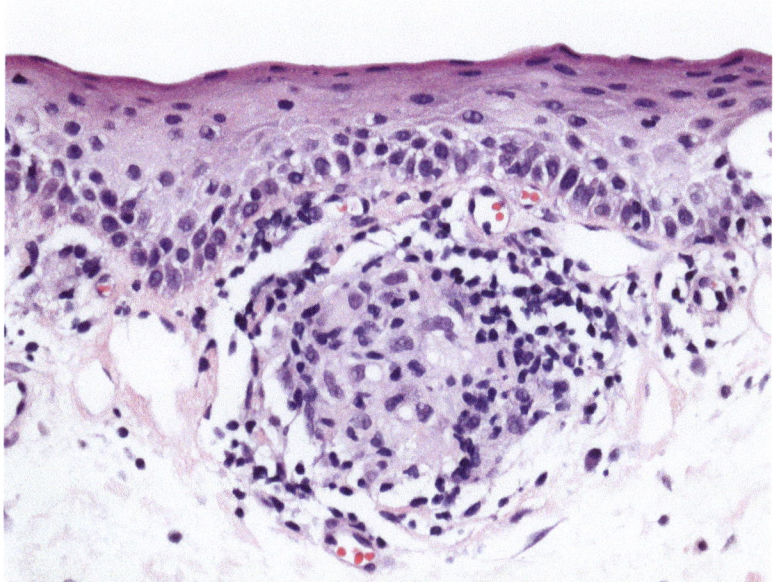

Abb. 5.4 Detail aus **Abb. 5.3**. Granulom mit Epitheloidzellen und fehlenden Verkäsungszeichen (HE, ca x 150)

In der Literatur wurden Brimonidin-induzierte granulomatöse Entzündungen im Auge als vordere Uveitis beschrieben. Zwei Fälle einer granulomatösen Konjunktivitis wurden kürzlich ebenfalls publik. Typischerweise trat die Entzündung später als 12 Monate nach Behandlungsbeginn auf und zeigte eine vollständige Remission nach Absetzen des Brimonidins. Unsere Fallbeschreibung ergänzt die Literatur mit einer histologisch gesicherten granulomatösen Konjunktivitis nach langjähriger Brimonidin-Applikation.

Literatur

Carrasco MA et al. Brimonidine-timolol fixed combination induced granulomatous inflammation of the eye. Int Ophthalmol 2012 Dec 6 (Epub ahead of print)

Nguyen EV et al (2008) Brimonidine-induced anterior uveitis and conjunctivitis: clinical and histologic features. J Glaucoma 17(1):40–42

Velasque L et al (2004) Anterior uveitis and topical brimonidine: a case report. J Fr Ophtalmol 27(10):1150–1152

Mitomycin C zur primären Behandlung einer conjunctivalen intraepithelialen Neoplasie

C. Kaufmann, P. Bänninger

M. Thiel, W. Bernauer, M. Zürcher Schüpfer, M. Schmid (Hrsg.), *Fallbeispiele Augenheilkunde*, DOI 10.1007/978-3-642-42219-5_6, © Springer-Verlag Berlin Heidelberg 2013

▪ Klinischer Fall

Eine 77-jährige Patientin wird zur Beurteilung und Therapie eines Bindehauttumors am rechten Auge zugewiesen. Die Patientin ist beschwerdefrei, im Spiegel ist ihr jedoch eine **okuläre Schwellung** aufgefallen. Es findet sich ein prominenter, nicht verschieblicher, rosafarbener Tumor, der sich über sieben Uhrzeiten entlang des Limbus sowohl über die Hornhaut wie auch über die bulbäre Bindehaut erstreckt (▪ Abb. 6.1a).

▪ Abklärung und Intervention

Aufgrund des morphologischen Aspekts und der Lokalisation wird der Tumor klinisch als **conjunctivale intraepitheliale Neoplasie (CIN)** beurteilt. An der Spaltlampe wird eine Bürstenbiopsie entnommen. Die zytologische Aufarbeitung zeigt mäßiggradige Kernatypien, die mit einem CIN gut vereinbar sind. Der Patientin werden zwei Behandlungsoptionen vorgeschlagen: Eine chirurgische Exzision kombiniert mit einer adjuvanten topischen Chemotherapie mit Mitomycin C (MMC) oder eine primäre Behandlung mit MMC Tropfen.

Die Patientin entscheidet sich für die primäre Chemotherapie, wobei in drei Zyklen jeweils MMC 0,02 % Augentropfen 3x täglich für 14 Tage appliziert werden, gefolgt von 14 Tagen Pause. Zur Reduktion der systemischen Resorption wird ein *punctum plug* in den inferioren Tränenkanal eingesetzt.

▪ Verlauf

Nach zwei Behandlungszyklen zeigt sich eine deutliche Tumorregredienz (▪ Abb. 6.1b), ab dem dritten Zyklus (▪ Abb. 6.1c) wie auch bei den Nachkontrollen ist der Tumor biomikroskopisch nicht mehr nachweisbar.

▪ Diskussion

Die CIN gehört zu den **häufigsten malignen Erkrankungen** der **Bindehaut**. Bei den Behandlungsoptionen ist es insofern zu einem Paradigmenwechsel gekommen, als dass neben der chirurgischen Exzision auch die primäre topische Chemotherapie mit MMC als effektive Behandlungsoption akzeptiert ist. Aufgrund der okulären Toxizität des MMC erfahren die meisten Patienten eine passagere Irritation und Bindehautinjektion, die im vorliegenden Fall ab dem dritten Zyklus mit konservierungsmittelfreien Dexamethason-Augentropfen und Tränenersatzmitteln behandelt wird. Zur Reduktion der systemischen Resorption sollte das inferiore Tränenpünktchen nach der Tropfenapplikation vorübergehend mit dem Finger oder alternativ mit einem *punctum plug* verschlossen werden. Aus Stabilitätsgründen müssen die Tropfenflaschen im Kühlschrank aufbewahrt und nach einer Woche ersetzt werden. Da es sich um ein

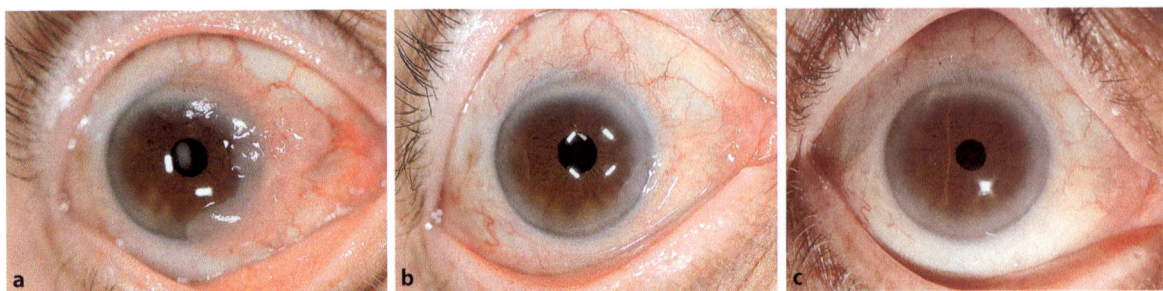

■ **Abb. 6.1 a–c** Verlauf einer **conjunctivalen intraepithelialen Neoplasie (CIN)** unter primärer Therapie mit Mitomycin C. **a** Vor Behandlungsbeginn: scharf begrenzter limbaler Tumor mit Ausdehnung auf Bindehaut und Hornhaut. **b** Nach zwei Behandlungszyklen: Tumorreduktion auf zwei gelatinöse Erhabenheiten von 12 bis 1 Uhr sowie von 3 bis 4 Uhr. **c** Drei Monate nach dem dritten Behandlungszyklus: Biomikroskopisch vollständige Tumorregredienz

Chemotherapeutikum handelt, müssen die leeren Tropfflaschen zur korrekten Entsorgung in die Apotheke zurückgebracht werden.

Literatur

Kim JW et al (2008) Topical treatment options for conjunctival neoplasms. Clin Ophthalmol 2:503–515

Westekemper H et al (2011) Maligne epibulbäre Tumoren: Neue Strategien in Diagnostik und Therapie. Klin Monatsbl Augenheilkd 228:780–792

Cornea

Trübe Hornhaut nach Pterygium-Operation

M. Brunner, C. Kaufmann, A.R. von Hochstetter, W. Bernauer

M. Thiel, W. Bernauer, M. Zürcher Schüpfer, M. Schmid (Hrsg.), *Fallbeispiele Augenheilkunde*,
DOI 10.1007/978-3-642-42219-5_7, © Springer-Verlag Berlin Heidelberg 2013

■ Klinischer Fall

Ein 67-jähriger gesunder Mann stellte sich wegen einer zunehmenden Sehverschlechterung am linken Auge vor. Bei optimaler Korrektur war die Sehschärfe auf 0,1 abgesunken. An der Spaltlampe zeigte sich ein großflächiges, konfluierendes, aber gut abgrenzbares, trübes Epithelareal von leicht gelatinösem Aspekt (■ Abb. 7.1). Die Veränderungen gingen vom nasalen und inferioren Limbus aus und umfassten die optische Zone. Drei Jahre zuvor war an diesem Auge ein **nasales, histologisch verifiziertes Pterygium** exzidiert worden, wobei die Sklera mit einem freien Bindehauttransplantat gedeckt worden war (■ Abb. 7.2). An diese Intervention schloss sich ein problemloser postoperativer Verlauf mit stabilem und normalem Visus an.

■ Abklärung und Intervention

Das Einwachsen eines trüben Epithels von nasal, also aus dem ehemaligen Pterygiumbereich, wurde zunächst als Stammzellinsuffizienz gedeutet. Allerdings fehlte eine eigentliche „Konjunktivalisierung" mit Einwachsen eines verdickten fibrovaskulären Pannusgewebes. Zur visuellen Rehabilitation und Diagnosesicherung wurde eine oberflächliche Keratektomie durchgeführt. Die histologische Aufarbeitung des Gewebes zeigte konjunktivale Epithellamellen mit Zonen von Schichtungsstörung, Zellkernpolymorphie, parabasalen Mitosen sowie einem Verlust der PAS-positiven Anfärbbarkeit (■ Abb. 7.3). Histopathologisch wurde die Diagnose einer **mittelschweren Dysplasie** und **intraepithelialen kerato-konjunktivalen Neoplasie (CIN II)** gestellt. Nach komplikationsloser Abheilung der Erosio und eingehender Aufklärung des Patienten schloss sich eine topische Monotherapie mit Interferon Alfa-2b an (1 Mio U/ml, hergestellt mit der Ausgangssubstanz Intron A, damals Essex Chemie, 4 x 1 Tropfen/24 h über insgesamt 16 Wochen).

■ Verlauf

Bei den biomikroskopischen Nachkontrollen zeigte sich 8 Wochen nach Therapiebeginn ein Umbau des veränderten Epithels: Der gelatinöse Aspekt und die vereinzelt vorhandenen Haarnadelgefäße bildeten sich zurück. Nach dreimonatiger Behandlung hatten sich die Epitheltrübungen vollständig zurückgebildet (■ Abb. 7.4). Der Visus beträgt nun 1,0 bei einer Nachbeobachtungszeit von mehr als drei Jahren.

■ Diskussion

Rekombinantes Interferon Alfa-2b ist ein humanspezifisches Protein mit antiproliferativen und immunmodulierenden Eigenschaften, das zur Behandlung verschiedener Lymphome, Leukämien und der Virushepatitis B und C eingesetzt wird. Über seinen erfolgreichen Einsatz bei der Behandlung von konjunk-

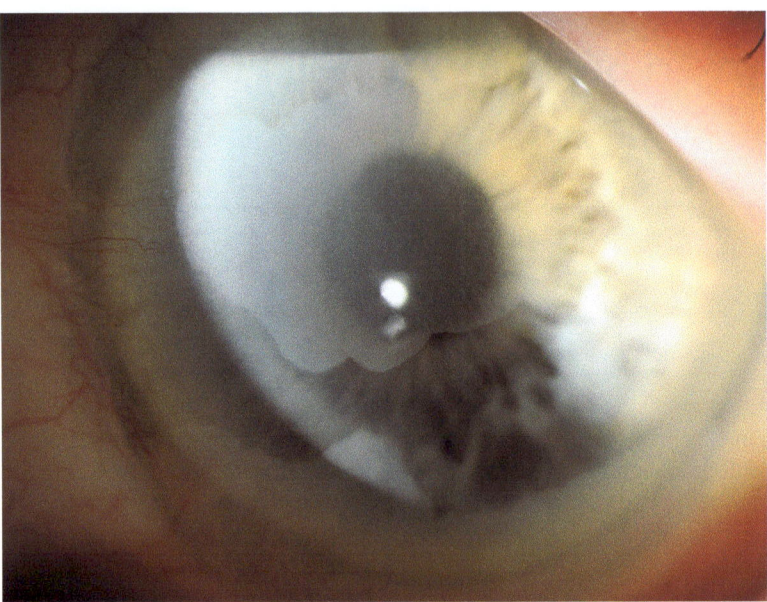

Abb. 7.1 Spaltlampenaufnahme linkes Auge, 2009: Das großflächig veränderte, leicht gelatinöse und trübe Epithel ist gut zu sehen

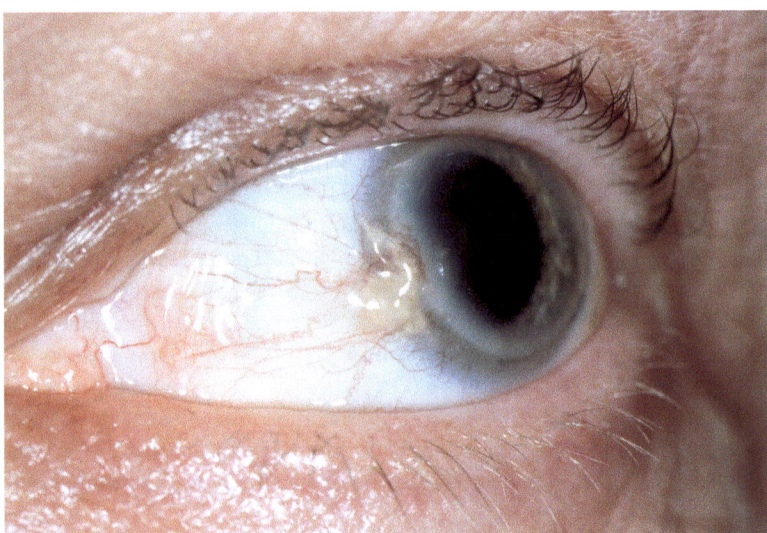

Abb. 7.2 Spaltlampenaufnahme linkes Auge, 2006: Nasales Pterygium im späteren Tumorgebiet

tivalen und kornealen intraepithelialen Neoplasien (CIN) wurde berichtet. Die lokale Applikation von Interferon Alpha-2b ist eine neue vielversprechende Therapieoption. Es liegen zurzeit noch keine kontrollierten Studien zur Effizienz dieser Therapie vor, die Wirksamkeit wurde aber in mehreren Fallserien beschrieben. Der hier geschilderte Patient ergänzt diese Literatur mit einem erfolgreichen 3-Jahresverlauf.

Die Vorteile von Interferon Alpha-2b gegenüber den traditionellen Therapieansätzen (chirurgische Exzision mit adjuvanter Exokryokoagulation und Chemotherapie mit Mitomycin oder 5-Fluorouracil) liegen in der guten Verträglichkeit, der Schonung des umgebenden Gewebes und der geringen

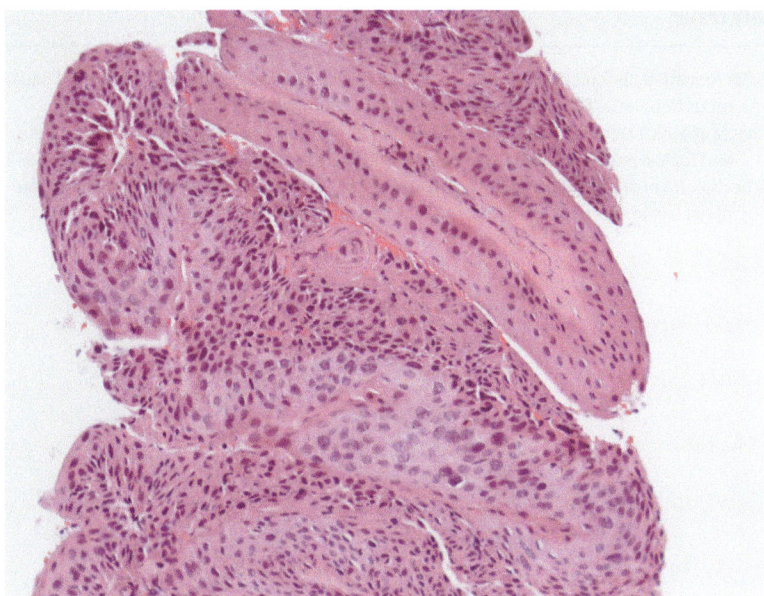

Abb. 7.3 Histologische Untersuchung des Präparates nach oberflächlicher Keratektomie. Schichtungsstörung des Plattenepithels mit Polymorphie der Kerne und vereinzelten parabasalen Mitosen (HE, ca x 100)

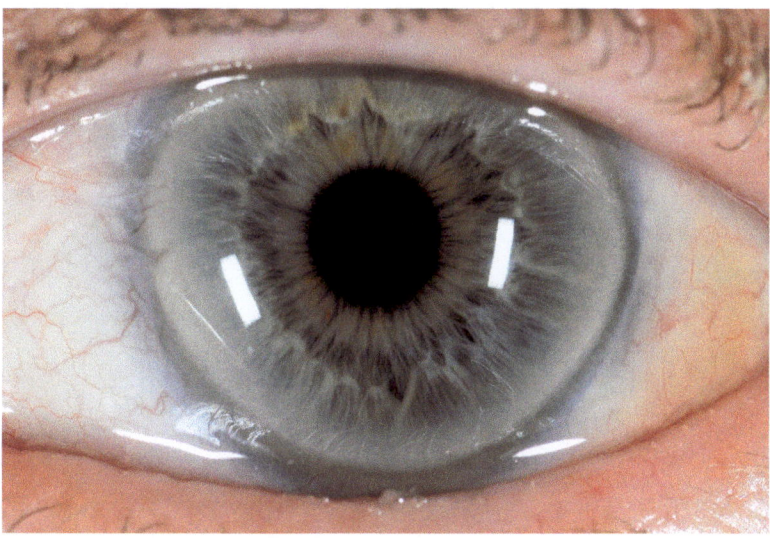

Abb. 7.4 Spaltlampenaufnahme linkes Auge, 2013: Vollständige Regression der keratokonjunktivalen Neoplasie

Rezidivrate. Eine Kombinationsbehandlung mit Retininsäure wird diskutiert, sie könnte durch synergistische Effekte zu einer schnelleren Remission und Verlängerung des rezidivfreien Intervalls führen.

Literatur

Galor A et al (2010) Topical Interferon Alpha 2b Eye-Drops for Treatment of Ocular Surface Squamous Neoplasia: A Dose Comparison Study. Br J Ophthalmol 24(5):551–554

Krilis M et al (2012) Treatment of Conjunctival and Corneal Epithelial Neoplasia with Retinoic Acid and Topical Interferon Alpha-2b: Long-Term Follow-up. Ophthalmology 119(10):1969–1973

Schechter BA et al (2008) Long-term Follow-up of Conjunctival and Corneal Intraepithelial Neoplasia Treated with Topical Interferon Alfa-2b. Ophthalmology 115(8):1291–1296

Hydrops corneae – Verlauf und Management

C. Kaufmann

M. Thiel, W. Bernauer, M. Zürcher Schüpfer, M. Schmid (Hrsg.), *Fallbeispiele Augenheilkunde*,
DOI 10.1007/978-3-642-42219-5_8, © Springer-Verlag Berlin Heidelberg 2013

■ **Klinischer Fall**

Ein 20-jähriger Keratokonus-Patient stellt sich notfallmäßig wegen eines **akuten, schmerzlosen Visusabfalls** am schlechteren rechten Auge vor. Es zeigt sich ein Visus von Handbewegungen, eine **kegelförmige Hornhautkontur mit lokalisiertem Stromaödem** und einem **Riss in der Descemet-Membran** (■ Abb. 8.1a) Der Patient wird beruhigt und über den Pathomechanismus des **Hydrops corneae** aufgeklärt: Bei zunehmender Verdünnung des Hornhautkegels kann es zur Rissbildung in Endothel und Descemet-Membran mit Eindringen von Kammerwasser ins Hornhautstroma kommen. Das Hornhautödem verursacht durch den Transparenzverlust einen Visusabfall und kann durch die Dehnung der kornealen Nerven Irritationen oder Schmerzen induzieren.

■ **Abklärung und Intervention**

Der Spontanverlauf zeigt eine sich über Wochen hinziehende Resorption des Ödems, einhergehend mit einer Vernarbung des Hornhautstromas (■ Abb. 8.1b). Fünf Monate nach Auftreten des Hydrops corneae wird bei einem bestkorrigierten Visus von 0,1 und bei ruhigen Verhältnissen eine elektive perforierende Keratoplastik durchgeführt.

■ **Diskussion**

Der **Hydrops corneae** tritt in rund 3 % aller Keratokonus-Patienten auf. Es gilt, den Patienten zu beruhigen: Obwohl der akute Visusabfall als bedrohlich wahrgenommen wird, **sind ernste Komplikationen wenig wahrscheinlich**. Eine vollständige Hornhautperforation stellt mit weniger als zehn beschriebenen Fällen ein extrem seltenes Ereignis dar. Die Resorption des Ödems geschieht spontan, kann jedoch durch die Applikation von hyperosmolaren NaCl-Tropfen oder durch intracamerale Injektion von Gas beschleunigt werden. Druckverbände können allfällige initiale Schmerzen lindern.

Die Vernarbung erstreckt sich über mindestens drei Monate: Durch die Zunahme der Transparenz und die Abnahme der Krümmung wird u. U. eine Kontaktlinsen-Versorgung oder gar eine Brillenkorrektur wieder möglich. Ansonsten besteht in der Form der Keratoplastik eine gute Alternative zur visuellen Rehabilitation.

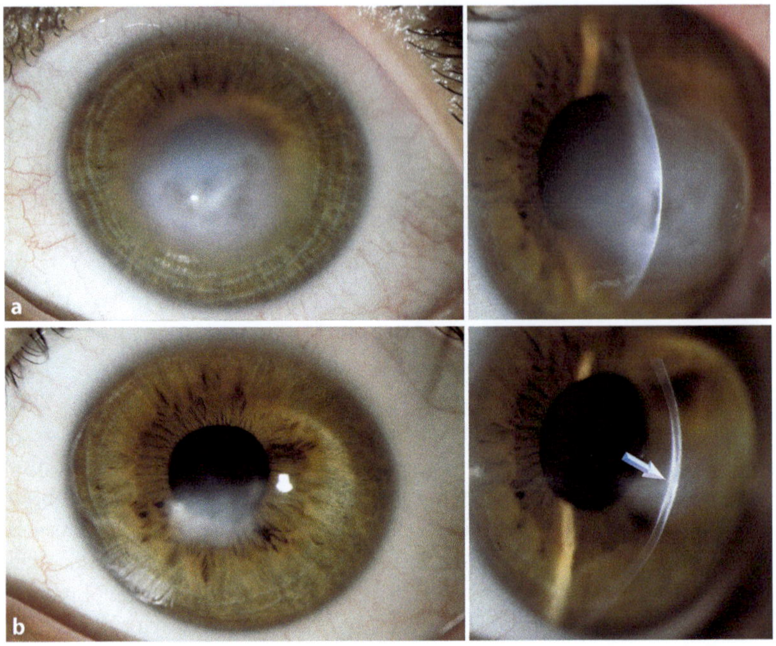

■ Abb. 8.1a, b Spontanverlauf eines Hydrops corneae. **a** Akutes Stadium mit umschriebenem, präpupillärem Stromaödem. **b** Narbenstadium nach 5 Monaten. Durch die Resorption des Ödems ist die zentrale optische Zone nur noch knapp zur Hälfte verdeckt. Im optischen Schnitt durch die Narbe ist der Riss in der Descemet-Membran zu erkennen (*Pfeil*)

Literatur

Tuft SJ et al (1994) Acute corneal hydrops in keratoconus. Ophthalmology 101(10):1738–1744
Yeh S et al (2008) Management of acute hydrops with perforation in a patient with keratoconus and cone dystrophy: case report and literature review. Cornea 27(9):1062–1065

Kombinierte Excimerlaser- und Crosslinking Behandlung bei progredientem Keratokonus

C. Kaufmann, M.A. Thiel

M. Thiel, W. Bernauer, M. Zürcher Schüpfer, M. Schmid (Hrsg.), *Fallbeispiele Augenheilkunde*,
DOI 10.1007/978-3-642-42219-5_9, © Springer-Verlag Berlin Heidelberg 2013

▪ Klinischer Fall

Ein 29-jähriger Keratokonuspatient klagt über eine rasche Sehverschlechterung am linken Auge, die sich zunehmend schlechter mit Brille korrigieren lasse. Der unkorrigierte Visus beträgt 0,25, der bestkorrigierte Visus 0,5 mit einer Korrektur von ($-1,0 = -2,0/110°$). Die Brillenrezepte dokumentieren eine Zunahme von Myopie und Astigmatismus, die Topographie zeigt eine kegelförmige Ektasie mit einer minimalen Hornhaut-Restdicke von 449 µm (◘ Abb. 9.1a).

Es wird eine kombinierte Behandlung durchgeführt: Die Konus-Spitze wird topographie-gesteuert mit dem Excimerlaser geglättet, wobei maximal 41 µm Stroma abgetragen werden, und die resultierende minimale Hornhautdicke 402 µm misst (◘ Abb. 9.1b). Anschließend wird die Hornhaut mittels Crosslinking (Riboflavin-Quervernetzung) in der neuen, optimierten Form fixiert.

▪ Verlauf

Ein Jahr postoperativ ist der unkorrigierte Visus auf 0,8 angestiegen, die für einen vollen Visus von 1,0 erforderliche Korrektur beträgt lediglich ($-0,25 = -0,25/40°$) (◘ Abb. 9.2).

▪ Diskussion

Jahrzehntelang bestand die etablierte Therapie bei Keratokonus darin, die optische Beeinträchtigung mittels Brille und Kontaktlinse auszugleichen. Wenn auch formstabile Kontaktlinsen nicht mehr halfen oder der Tragekomfort abnahm, wurde eine Keratoplastik durchgeführt. Mittlerweile ist das Instrumentarium, das für die Keratokonusbehandlung zur Verfügung steht, deutlich umfangreicher: Mittels Crosslinking kann die Hornhaut mechanisch stabilisiert und so die Progression der Erkrankung gestoppt werden. Falls es die Hornhaut-Restdicke zulässt, kann vorweg mittels topographie-gesteuerter Oberflächenbehandlung mit dem Excimerlaser die durch die Ektasie induzierte Achsen- und Krümmungsmyopie und der irreguläre Astigmatismus deutlich reduziert und die unkorrigierte Sehschärfe angehoben werden. Einschränkend muss festgehalten werden, dass die Form der Hornhautrückfläche ihre Irregularität behält und das Ausmaß des Visusanstiegs daher variabel sein kann.

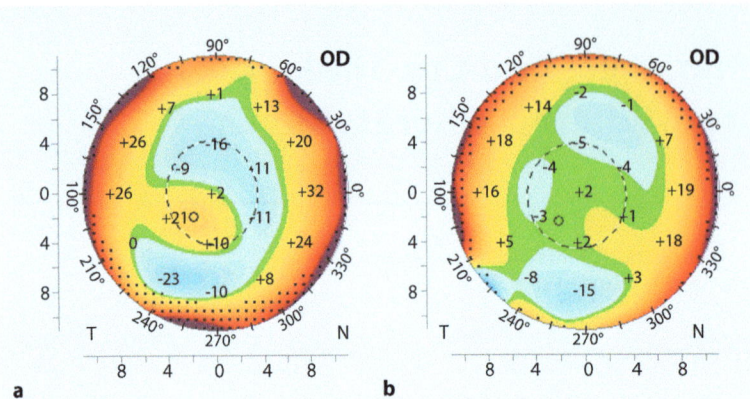

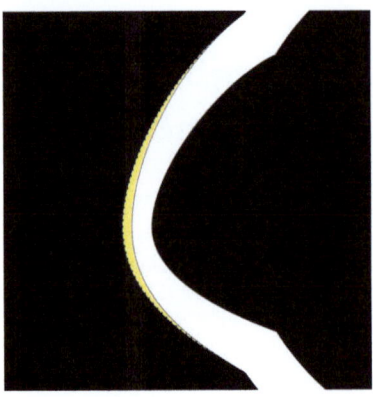

◘ **Abb. 9.1a,b** Effekt einer kombinierten Excimerlaser- und Crosslinking-Behandlung auf die Hornhautoberfläche. **a** inselförmige Elevation präoperativ, **b** optisch stark geglättete Oberfläche postoperativ

◘ **Abb. 9.2** Prinzip der Regularisierung der Hornhautoberfläche mittels Excimerlaser: Ausgehend von der Keratokonus-Spitze wird das Hornhautstroma mit einer sehr kleinen optischen Zone und einer großen Übergangszone so abgetragen, dass die resultierende Krümmung deutlich reduziert ist (*gelb* = Ablationszone)

Literatur

Kanellopoulos AJ (2009) Comparison of sequential vs. same-day simultaneous collagen cross-linking and topography-guided PRK for treatment of keratoconus. J Refract Surg 25:812–818

Kaufmann C et al (2013) Central Corneal Regularization – Optimization of Uncorrected Visual Acuity in Keratoconus Patients. Klin Monatsbl Augenheilkd 230:333–336

Stechende Schmerzen im Auge beim Husten

M.A. Thiel, P. Bänninger

M. Thiel, W. Bernauer, M. Zürcher Schüpfer, M. Schmid (Hrsg.), *Fallbeispiele Augenheilkunde*,
DOI 10.1007/978-3-642-42219-5_10, © Springer-Verlag Berlin Heidelberg 2013

▪ Klinischer Fall

Ein 67-jähriger Rechtsanwalt klagte während der Voruntersuchung zur Kataraktoperation über **plötzlich auftretende, stechende Schmerzen** im linken Auge **nasal**. Die Schmerzen seien seit 6 Monaten vorhanden, traten meistens beim Niesen auf und verschwanden nach wenigen Minuten. Ansonsten ist der Patient völlig gesund, und es sind auch keinerlei Kopftraumen bekannt.

▪ Abklärung und Intervention

Die Spaltlampenuntersuchung zeigt außer einer leichten Katarakt keinerlei Auffälligkeiten. Die Lider sind völlig reizlos, und auch auf forcierten Lidschluss entsteht keine Trichiasis. Die Bindehaut und Hornhaut sind unauffällig und reizlos. Die Palpation des Bulbus und der Lider sind unauffällig, und der Schmerz ist nicht auslösbar (▪ Abb. 10.1).

Der Patient wird gebeten, an der Spaltlampe mit den Fingern die Nase zusammen zu klemmen und durch forciertes Pressen ein Niesen zu simulieren. Nun erscheint im unteren Tränenpünktchen eine ca. 0,5 mm vorstehende spitzige, weißliche Struktur (▪ Abb. 10.2). Nach Beendigung des Pressversuches und ein paar Reibbewegungen des Patienten im nasalen Lidbereich, ist die Spitze nicht mehr sichtbar.

▪ Verlauf

Es wird versucht, das vorstehende Material auf dem Tränenweg mit einer Pinzette zu entfernen. Das Material ist morsch und zerfällt beim Ziehen. Nach mehreren Versuchen gelingt es, die Reste eines alten Tränenwegsstöpsels aus Silikon (*Eagle Plug, Eagle Vision*) zu entfernen (▪ Abb. 10.3). Darauf angesprochen erinnert sich der Patient, dass ihm vor ca. 11 Jahren wegen eines damals trockenen Auges der Tränenweg verschlossen wurde.

▪ Diskussion

Tränenwegsplugs aus Silikon sind eine effiziente Maßnahme zur Behandlung des trockenen Auges. Das Hauptproblem ist der spontane Verlust der Plugs in den ersten Wochen und Monaten nach dem Einsetzen (30 %–70 %). Zur maximal empfohlenen Verweildauer von Tränenwegsplugs machen die Hersteller keine Angaben, obwohl das Silikonmaterial im UV-Licht exponierten Lidkantenbereich altert.

Aufgrund der Form der Plugs ist damit zu rechnen, dass morsche Tränenwegsplugs nach dem Verlust der exponierten, distalen Basis in die Tiefe des Tränenwegs abrutschen und nasal die Tränenwege verlassen. Komplikationen mit verbliebenen Tränenwegs-Plugs, wie im vorliegenden Fall, sind extrem selten, sodass Tränenwegsplugs auch nach Jahren belassen und nicht routinemäßig ersetzt werden müssen. Eine Umfrage bei den am *Ophthalmology-Update* 2013

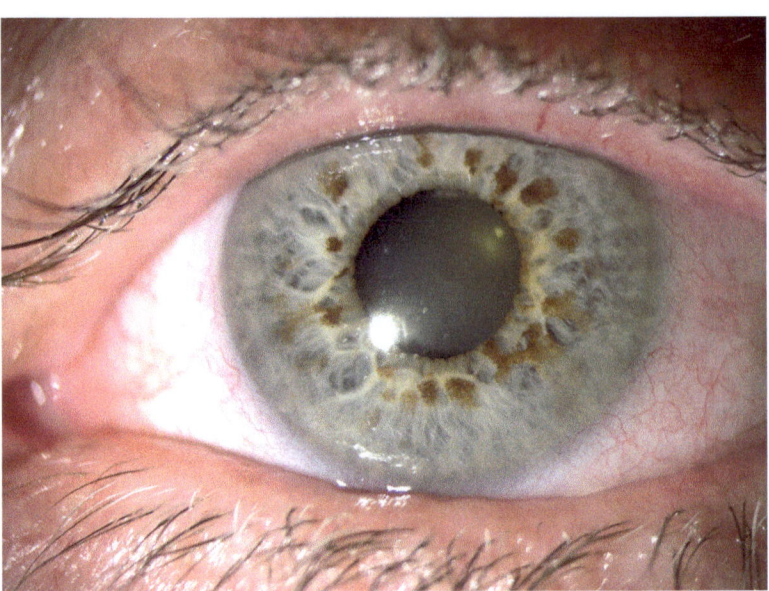

Abb. 10.1 Altersentsprechende, unauffällige Lider und vordere Bulbusabschnitte ohne Erklärung für die intermittierenden Schmerzen beim Niesen

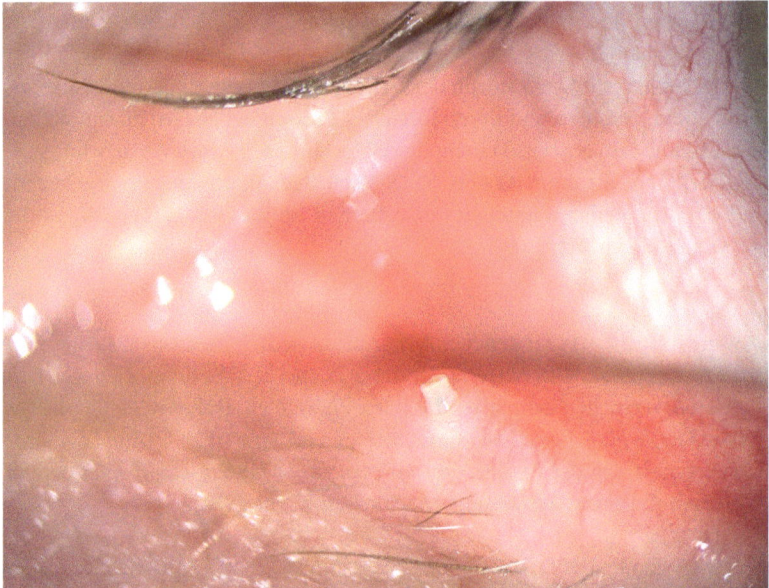

Abb. 10.2 Aus dem Tränenpünktchen vorstehender, inkompletter Tränenwegsplug beim Pressen mit geschlossener Nase

teilnehmenden Augenärzten ergab, dass 10 der 80 Teilnehmer Patienten mit mehr als 10 Jahre komplikationslos verbliebenen Plugs betreuen.

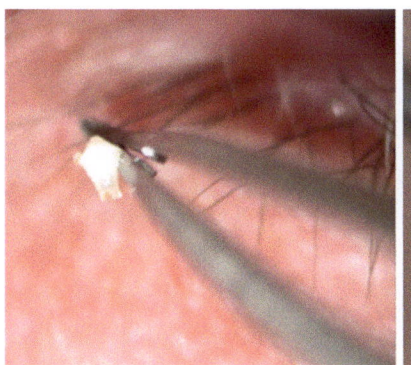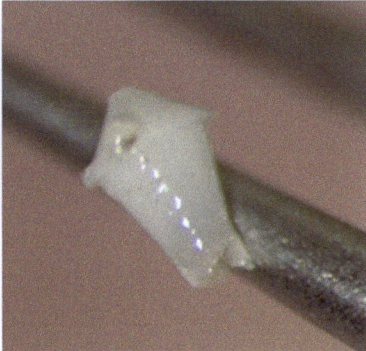

□ Abb. 10.3 Entfernter Tränenwegsplug mit abgebrochener Grundplatte

Literatur

Ervin AM, Wojciechowski R, Schein O. Punctal occlusion for dry eye syndrome. Cochrane Database Syst Rev. 2010 Sep 8;(9)

Horwath-Winter J, Thaci A, Gruber A, Boldin I (2007) Long-term Retention Rates and Complications of Silicone Punctal Plugs in Dry Eye. American Journal of Ophthalmology 144(3):441–444

Kaido M, Ishida R, Dogru M, Tsubota K (2013) Comparison of retention rates and complications of 2 different types of silicon lacrimal punctal plugs in the treatment of dry eye disease. Am J Ophthalmol 155(4):648–653

Behandlung des irregulären Astigmatismus bei sehr trockenen Augen

M.A. Thiel, O. Bammert, C. Kaufmann

M. Thiel, W. Bernauer, M. Zürcher Schüpfer, M. Schmid (Hrsg.), *Fallbeispiele Augenheilkunde*,
DOI 10.1007/978-3-642-42219-5_11, © Springer-Verlag Berlin Heidelberg 2013

▪ Klinischer Fall

Eine 14-jährige Schülerin mit **kongenital, bilateral inkomplettem Lidschluss**
und **fehlendem Bell-Phänomen** entwickelte im exponierten, unteren Hornhaut-
bereich zunehmende **narbige Verdünnungen mit einem hohen irregulären
Astigmatismus** (◨ Abb. 11.1; rechtes Auge: Fernvisus 0,6 (cc: −3,0 = −4,75/170°)
und linkes Auge: Fernvisus 0.3 (cc: −2,25 = −8,75/167°)). Eine Brillenkorrektur
wurde wegen Mehrfachbildern nicht akzeptiert, und die schulischen Leistungen
brachen aus visuellen Gründen ein.

▪ Abklärung und Intervention

Wegen der trockenen Oberfläche verursachten konventionelle formstabile Kontaktlinsen nach wenigen Minuten Schmerzen und wurden somit nicht toleriert.
Eine Verbesserung der Hornhautbefeuchtung durch eine Verengung der Lid-
spalte (Tarsorrhaphie) kam aus kosmetischen Gründen nicht in Betracht und
hätte den Visus selbst nicht verbessert.

Zur gleichzeitigen Verbesserung des Visus und der Befeuchtungsproblema-
tik wurden **Minisklerallinsen** angepasst (Minisklerallinse, Falco, Tägerwilen).
Diese formstabilen Linsen stützen sich auf den Limbus ab und berühren die
klare Hornhaut nicht (◨ Abb. 11.2 und ◨ Abb. 11.3).

▪ Verlauf

Die Minisklerallinsen werden ausgezeichnet toleriert mit einer täglichen Trag-
zeit von mehr als 12 Stunden. Beidseits wurde mit den Minisklerallinsen ein
stabiler Visus von 1,0 erreicht. Die schulischen Leistungen stiegen rasch an.
Im Verlauf der letzten 12 Monate hat sich der Astigmatismus vollständig stabilisiert.

▪ Diskussion

Die großen, skleralen Kontaktlinsen früherer Zeiten wurden in den meisten
Fällen schlecht toleriert und haben damit keine große Verbreitung gefunden.
Demgegenüber werden die in den letzten Jahren von verschiedenen Anbietern
entwickelten Minisklerallinsen (Falco, Prolens, Specialty Ultravision C & H
Contact Lens und andere) zumeist sehr gut toleriert, da sie sich auf den Limbus
abstützen. Dank ihrer Größe sind sie ausgesprochen lagestabil, und es besteht
ein dicker Flüssigkeitsfilm zwischen Linse und Hornhaut, weshalb auch tro-
ckene Augen gut mit diesen Linsen versorgt werden können.

Die Minisklerallinsen ermöglichen die erfolgreiche Versorgung von Patienten mit irregulärem Astigmatismus und Keratoconus in Fällen, in denen
konventionelle formstabile Kontaktlinsen wegen Instabilität, Linsenverlust,

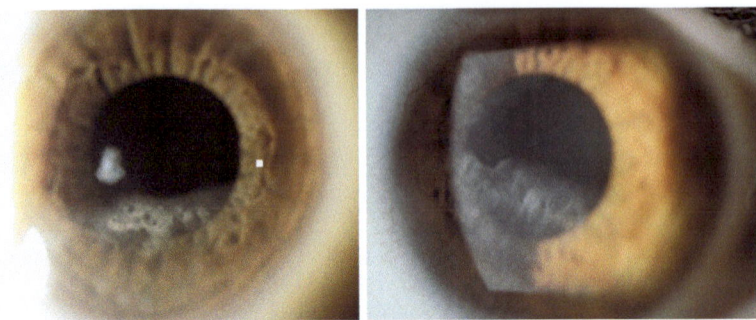

■ **Abb. 11.1** Bilaterale Hornhautnarben im Bereich der chronischen Exposition

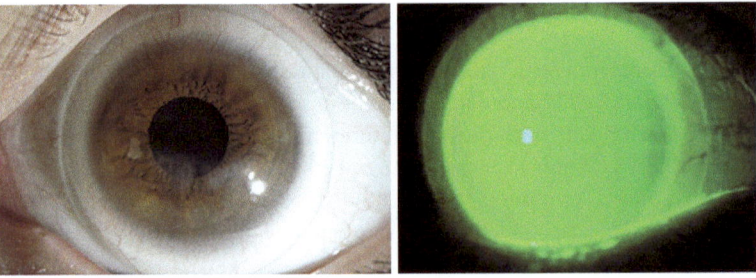

■ **Abb. 11.2** Die Minisklerallinse liegt nur am Limbus auf und überspannt damit berührungslos die ganze Hornhaut (mit einem gleichmäßigen Fluorescein-Pool im Bereich der ganzen Hornhaut)

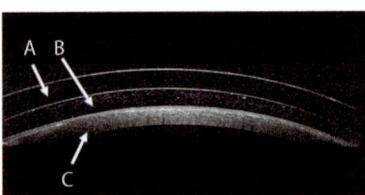

■ **Abb. 11.3** OCT-Aufnahme der Hornhaut mit der Minisklerallinse (*A*: Minisklerallinse, *B*: Tränenfilm, *C*: Hornhaut). Zwischen Hornhaut und Linse findet sich ein ca. 0,5 mm dicker Tränenfilm

Druckschmerz oder trockenen Augen nicht mehr toleriert werden. Diese Linsen sind auch ideal bei staubiger Arbeitsumgebung. Minisklerallinsen haben die Möglichkeiten der Kontaktlinsenversorgung bei irregulärem Astigmatismus erheblich ausgeweitet und bilden heute eine erfolgversprechende Alternative zu konventionellen formstabilen Kontaktlinsen.

Literatur

Alipour F, Kheirkhah A, Jabarvand Behrouz M (2012) Use of mini scleral contact lenses in moderate to severe dry eye. Cont Lens Anterior Eye 35(6):272–276

Pullum K, Buckley R (2007) Therapeutic and Ocular Surface Indications for Scleral Contact Lenses. The Ocular Surface 5(1):40–49

Ye P, Sun A, Weissman BA (2007) Role of Mini-Scleral Gas-Permeable Lenses in the Treatment of Corneal Disorders. Eye Contact Lens 33(2):111–113

Behandlungsstrategie der granulären Dystrophie

M.A. Thiel, V. Reichmuth

M. Thiel, W. Bernauer, M. Zürcher Schüpfer, M. Schmid (Hrsg.), *Fallbeispiele Augenheilkunde*,
DOI 10.1007/978-3-642-42219-5_12, © Springer-Verlag Berlin Heidelberg 2013

■ **Klinischer Fall**

Eine inzwischen 64-jährige Patientin litt seit dem Alter von ca. 40 Jahren an zunehmender Blendung und Visusabnahme beidseits bei einer familiär bekannten granulären Hornhautdystrophie. Vor 9 Jahren wurde zuerst am rechten Auge und 2 Jahre später auch links eine perforierende Keratoplastik durchgeführt. Neun Jahre nach der Keratoplastik war der Visus rechts von postoperativ 0,6 wegen rezidivierenden Trübungen auf 0,16 abgesunken.

■ **Abklärung und Intervention**

In der Untersuchung fanden sich die typischen Befunde einer **rezidivierenden granulären Dystrophie** mit **dichten Trübungen im Bereich der optischen Achse** (■ Abb. 12.1). In der Hornhaut-OCT lagen die störenden Trübungen in den obersten 100 µm des Stromas. Die granulären Ablagerungen verursachten eine **irreguläre Stromaoberfläche**, die durch die Dickenschwankungen des Epithels teilweise ausgeglichen (maskiert) wurden (■ Abb. 12.2).

Die Autoren entschieden sich für eine phototherapeutische Keratektomie (PTK) mit dem C-TEN Excimer Laser (Ligi, Italien). Dieser Laser ermöglicht eine transepitheliale, topographiegeführte Abtragung des Stromas mit einer gewählten Abtragungstiefe von 130 µm. Dank der transepithelialen Abtragung ohne vorherige manuelle Entfernung des Epithels, kann die glättende Wirkung des vorbestehenden Epithels ausgenutzt und postoperativ eine glatte Stromaoberfläche erreicht werden.

■ **Verlauf**

Postoperativ waren alle Trübungen im Bereich der optischen Achse entfernt mit dem Resultat einer klaren PKP-Hornhaut (■ Abb. 12.3). Der Visus war bereits am ersten Tag auf 0,2 angestiegen. Nach drei Monaten wurde ein Visus von 0,4 und nach 6 Monaten ein Visus von 0,6 erreicht. Topographisch fand sich ein deutlicher Rückgang des irregulären Astigmatismus.

■ **Diskussion**

Granuläre Trübungen rezidivieren 5 bis 10 Jahre nach einer Transplantation, da die genetische Veränderung im patienteneigenen Epithel die stromalen Ablagerungen verursacht. Die **Trübungen in der optischen Achse** und die **sekundäre Irregularität der Oberfläche** führen zu einer **progredienten Visusabnahme**. Mit einer topographiegesteuerten oberflächlichen Abtragung des Hornhautstromas können die Ablagerungen entfernt und der irreguläre Astigmatismus reduziert werden.

Je nach Abtragungstiefe kann die Excimerbehandlung im Verlaufe der Jahre zwei bis vier Mal wiederholt werden, bevor allenfalls mit einer lamellären oder perforierenden Keratoplastik das Hornhautstroma wieder aufgebaut

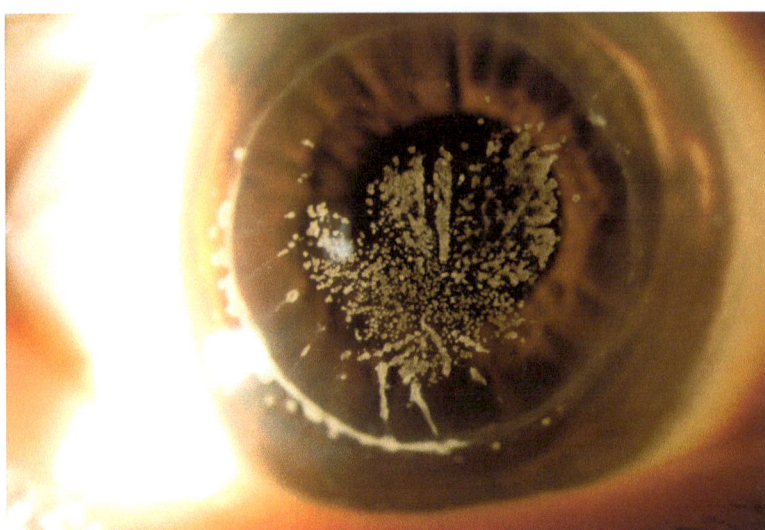

Abb. 12.1 Rezidiv einer granulären Hornhautdystrophie neun Jahre nach einer perforierenden Keratoplastik. Typischerweise sind die Trübungen bei Rezidiven kleinfleckiger und dichter als beim primären Auftritt

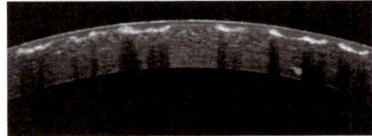

Abb. 12.2 Zentrales Hornhaut-OCT: gut sichtbar sind die hellen, granulären Ablagerungen in der Hornhautoberfläche. Die stark unregelmäßige Stromaoberfläche wird durch die Dickenschwankungen des Epithels ausgeglichen. Bei einer transepithelialen Excimer Abtragung resultiert neu eine glatte Stromaoberfläche analog zur Epitheloberfläche. Bei einer Abtragung nach vorher mechanischer Epithelentfernung behält die resultierende Oberfläche das unregelmäßige Profil des ursprünglichen Stromas

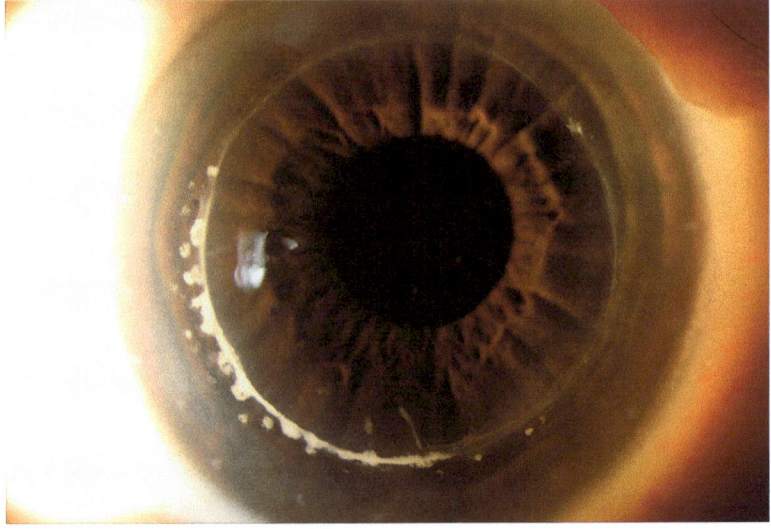

Abb. 12.3 6 Monate nach der phototherapeutischen Abtragung der Hornhautoberfläche mit dem Excimer-Laser findet sich eine klare Hornhaut im Bereich der optischen Achse

werden muss. Damit gelingt es, eine Keratoplastik oder Re-Keratoplastik um viele Jahre hinauszuzögern. Da die Excimerbehandlung auf den Erfolg der späteren Keratoplastik keinen negativen Einfluss hat, ist die primäre phototherapeutische Keratektomie bei vielen epithelialen und stromalen Dystrophien heute die Behandlung der Wahl.

Literatur

Das S, Langenbucher A, Seitz B (2005) Excimer laser phototherapeutic keratectomy for granular and lattice corneal dystrophy: a comparative study. J Refract Surg 21(6):727–731

Seitz B, Lisch W (2011) Stage-related therapy of corneal dystrophies. Dev Ophthalmol 48:116–153

Szentmáry N, Langenbucher A, Hafner A, Seitz B (2004) Impact of phototherapeutic keratectomy on the outcome of subsequent penetrating keratoplasty in patients with stromal corneal dystrophies. Am J Ophthalmol 137(2):301–307

Abstoßungsreaktion nach Endotheltransplantation (DSAEK) der Hornhaut

M.A. Thiel, C. Kaufmann

M. Thiel, W. Bernauer, M. Zürcher Schüpfer, M. Schmid (Hrsg.), *Fallbeispiele Augenheilkunde*,
DOI 10.1007/978-3-642-42219-5_13, © Springer-Verlag Berlin Heidelberg 2013

▪ Klinischer Fall

Ein 67-jähriger Patient mit **Fuchs'scher Endotheldystrophie** kommt beschwerdefrei zur Jahreskontrolle nach einer **lamellierenden Endotheltransplantation (DSAEK)**. Der Verlauf nach der Transplantation war immer problemlos mit einem rasch verbesserten Visus und einem reizlosen Auge. 8 Monate nach der Transplantation hat er die topischen Kortikosteroidtropfen (Dexamethason 0,1 %) selbständig gestoppt.

▪ Abklärung und Intervention

Es findet sich ein reizloses Auge mit einer perfekt klaren Hornhaut. An der **Rückfläche der DSAEK-Lamelle** hat es **diffus verteilte Präzipitate** (◘ Abb. 13.1). In der Endothelzellmessung findet sich ein **Abfall von Endothelzellen** von 2150 Zellen/mm^2 vor 6 Monaten auf nun 1180 Zellen.

Die Anamnese und die Befunde entsprechen dem typischen Bild einer **Abstoßungsreaktion nach lamellierender Endotheltransplantation**. Es wird sofort wieder eine Therapie mit topischen Kortikosteroiden begonnen (1 % Prednisolon Acetat stündlich für eine Woche, mit anschließender Reduktion auf vier Tropfen pro Tag bis zum vollständigen Verschwinden der Präzipitate).

▪ Verlauf

Nach 6 Wochen intensiver Tropftherapie haben sich die Präzipitate vollständig zurückgebildet, und die Behandlung wurde auf eine langfristige Basistherapie mit 1 % Prednisolon Acetat ein Mal pro Tag reduziert. Das Transplantat ist klar geblieben, und die Endothelzellzählung nach 6 Monaten ergab einen im Verlauf annähernd stabilen Wert von 1080 Zellen pro mm^2.

▪ Diskussion

Nach einer DSAEK-Endotheltransplantation treten immunologische Abstoßungsreaktionen vergleichbar häufig wie bei der perforierenden Keratoplastik (PKP) auf (5–7 % im ersten Jahr bei Fuchs'scher Endotheldystrophie). Im Unterschied zur PKP, bei der die Präzipitate oft in einer wandernden Linie angeordnet sind (◘ Abb. 13.2), und die Abstoßungsreaktion fulminant im Verlauf weniger Tage zu einem irreversiblen Transplantatversagen führt, verläuft die Abstoßungsreaktion nach einer DSAEK oft langsam und asymptomatisch mit diffus auf dem Transplantat verteilten Präzipitaten (◘ Abb. 13.3). Erst, wenn die Endothelzellzahl nach ein paar Wochen oder Monaten auf unter 500 Zellen pro mm^2 abgesunken ist, kommt es zur irreversiblen ödematösen Dekompensation. Aufgrund des im Vergleich zur PKP subjektiv reizlosen und visuell erfreulichen Verlaufes, wird das immunologische Abstoßungsrisiko nach DSAEK unterschätzt, weshalb Patienten dazu neigen, die Kortikosteroidtherapie nach ein

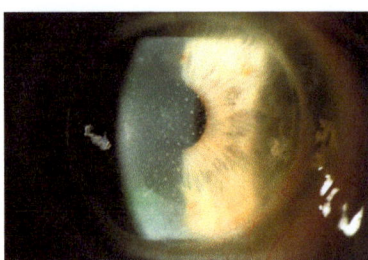

Abb. 13.1 Typischer Befund einer **Abstoßungsreaktion** nach einer lamellierenden
Endotheltransplantation (DSAEK). Die Endothelpräzipitate sind diffus auf der Transplan-
tatlamelle verteilt mit einer anfänglich noch
klaren Hornhaut

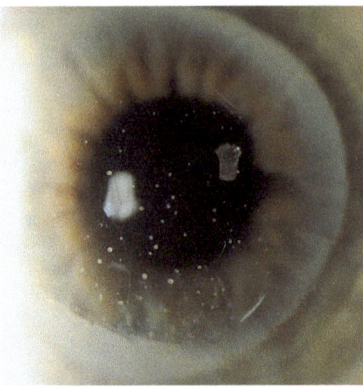

Abb. 13.3 Ein zweites typisches Beispiel
einer Abstoßungsreaktion nach DSAEK mit
diffus verteilten Präzipitaten

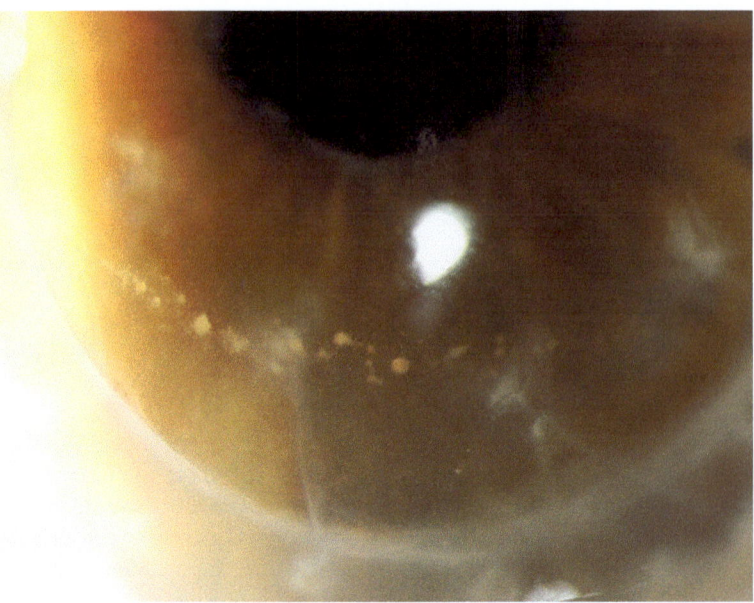

Abb. 13.2 Typischer Befund einer Abstoßungsreaktion nach perforierender Keratoplastik.
Die Präzipitate sind in einer wandernden Linie angeordnet (Khodadoust-Linie)

paar Monaten selbständig zu beenden. Das Sistieren der topischen Steroide ist
das Hauptrisiko für eine immunologische Abstoßungsreaktion nach DSAEK.
Es wird deshalb empfohlen, auch bei einem unkomplizierten Verlauf eine Basistherapie mit Dexamethasone 0.1 % oder Prednisolon Acetat 1 % langfristig
aufrecht zu erhalten.

Literatur

Ezon I, Shih CY, Rosen LM, Suthar T, Udell IJ (2013) Immunologic Graft Rejection in Descemet's
    Stripping Endothelial Keratoplasty and Penetrating Keratoplasty for Endothelial Disease.
    Ophthalmology 120(7):1360–1365
Jordan CS, Price MO, Trespalacios R, Price FW Jr. (2009) Graft rejection episodes after Descemet
    stripping with endothelial keratoplasty: part one: clinical signs and symptoms. Br J Oph-
    thalmol 93(3):387–390
Wu EI, Ritterband DC, Yu G, Shields RA, Seedor JA (2012) Graft rejection following descemet
    stripping automated endothelial keratoplasty: features, risk factors, and outcomes. Am J
    Ophthalmol 153(5):949–957

Linse

Enger Kammerwinkel, was nun?

F. Bochmann

M. Thiel, W. Bernauer, M. Zürcher Schüpfer, M. Schmid (Hrsg.), *Fallbeispiele Augenheilkunde*,
DOI 10.1007/978-3-642-42219-5_14, © Springer-Verlag Berlin Heidelberg 2013

■ Klinischer Fall

Eine 69-jährige Patientin wird aufgrund eines **beidseitigen Druckanstieges bei engem Kammerwinkel** trotz offener Iridotomie zugewiesen. Anlässlich der ersten Untersuchung liegt der Intraokulardruck trotz maximaler topischer Therapie bei 25 mmHg. Der Kammerwinkel ist sehr eng, bzw. appositionell verschlossen und das Trabekelwerk lässt sich nur durch Indentation einsehen. Wider Erwarten ist die Patientin **myop** (Achsenlänge 23,8 und 24,1 mm und Vorderkammertiefe von 2,6 und 2,4 mm).

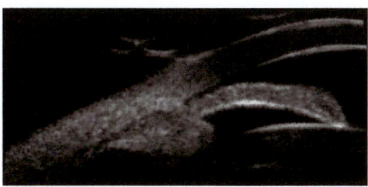

■ Abb. 14.1 Die Ultraschallbiomikroskopie zeigt im nasalen Sektor die für einen Pupillarblock typische Vorwölbung der Iris

■ Abklärung und Intervention

Eine Ultraschallbiomikroskopie bestätigt den engen Kammerwinkel und enthüllt am selben Auge verschiedene Kammerwinkel-Konfigurationen. Es findet sich, abhängig von der Lokalisation, ein Mischbild von residuellem Pupillarblock (■ Abb. 14.1), Plateau-Konfiguration (■ Abb. 14.2) und vereinzelten Zysten im Bereich des Ziliarköpers (■ Abb. 14.3).

Denkbare **Therapieansätze** in Situationen mit **Plateau-Konfiguration der Iris** sind eine chirurgische Iridektomie, periphere Laser-Iridoplastik oder eine Cataract-Operation/Clear Lens Extraction. Aufgrund der eher schwachen Datenlage zur peripheren Laser-Iridoplastik haben sich die Autoren gegen diese immer wieder als gute Therapieoption propagierte Behandlung entschlossen und eine Operation der Cataract vorgenommen. Diese Maßnahme hat zu einer deutlichen Öffnung des Kammerwinkels und zu einer Stabilisierung des Intraokulardrucks unter 20 mmHg (mit Therapie) geführt.

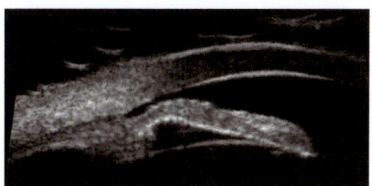

■ Abb. 14.2 Im inferioren Bereich weist die Iris eine ausgesprochene Plateau-Konfiguration auf

■ Diskussion

Ein **enger Kammerwinkel** ist in der Praxis weniger selten als allgemein angenommen und birgt die Gefahr eines akuten oder eines chronischen **Winkelblock-Glaukoms**. Aus therapeutischer Sicht ist der erste Schritt die periphere Laseriridotomie zum Ausschalten der Pupillarblock-Komponente. Wenn man davon ausgeht, dass damit das Problem in jedem Fall gelöst ist, wiegt man sich in vermeintlicher Sicherheit. Die Evidenz aus der Literatur, wie in einem solchen Fall vorzugehen ist, ist eher schwach.

Das Entfernen der Linse zur Behandlung des sehr engen Kammerwinkels trotz offener Iridotomie hat sich auch schon in anderen Fällen bewährt. Bis zum Vorliegen der Resultate der laufenden EAGLE-Studie, welche die Effektivität der Linsenentfernung zur Behandlung des chronischen Winkelblock-Glaukoms untersucht, ist dieser Therapieansatz aber ebenfalls nur mäßig gut durch Daten aus der Literatur untermauert.

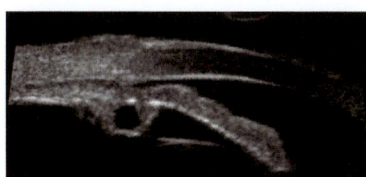

■ Abb. 14.3 Zysten im Bereich des Ziliarkörpers sind häufig und können ebenfalls zu einer Plateau-Konfiguration der Iris führen

Literatur

Feltgen N, Neubauer A, Jurklies B, Schmoor C, Schmidt D, Wanke J, Maier-Lenz H, Schumacher M, EAGLE-Study Group (2006) Multicenter study of the European Assessment Group for Lysis in the Eye (EAGLE) for the treatment of central retinal artery occlusion: design issues and implications. EAGLE Study report no. 1. Graefes Arch Clin Exp Ophthalmol 244(8):950–956

Ng WS et al. Laser peripheral iridoplasty for angle-closure, Cochrane Database of Systematic Reviews 2007, Issue 3, Art. No.: CD006746

Astigmatismuskorrektur mittels torischer Sulcuslinse

C. Kaufmann, F. Bochmann

M. Thiel, W. Bernauer, M. Zürcher Schüpfer, M. Schmid (Hrsg.), *Fallbeispiele Augenheilkunde*, DOI 10.1007/978-3-642-42219-5_15, © Springer-Verlag Berlin Heidelberg 2013

■ **Klinischer Fall**

Ein 73-jähriger **Keratokonus-Patient** wurde vor Jahrzehnten mit einer **perforierenden Keratoplastik** versorgt. Zur Korrektur eines **hohen residuellen Astigmatismus** trägt er **formstabile Kontaktlinsen**. Er stellt sich vor wegen einer **zunehmenden Kontaktlinsenintoleranz** im Rahmen einer **Sicca-Problematik** und einer **langsam progredienten Sehverschlechterung**.

■ **Abklärung und Intervention**

Der bestkorrigierte Visus beträgt 0,16 mit einer Korrektur von (−4,0 = −8,0/25°). Die Sehverschlechterung ist erklärt durch eine **Kernsklerose der kristallinen Linse**. In der Hornhauttopographie zeigt sich ein hoher regulärer Astigmatismus in der Größenordnung von 12 dpt (■ Abb. 15.1c). Die Endothelzelldichte des Transplantats misst 898 Zellen/mm².

Es wird eine Kataraktoperation mit simultaner **Implantation einer sphärischen Hinterkammerlinse** in den Kapselsack und Implantation einer **torischen Hinterkammerlinse** in den Sulcus iridociliaris durchgeführt. Am 1. postoperativen Tag wird mit einer Korrektur von (+1,0 = −0,75/45°) ein Visus von 0,9 dokumentiert.

■ **Diskussion**

Bei der Planung der visuellen Rehabilitation wird berücksichtigt, dass aufgrund der Kontaktlinsenunverträglichkeit alternative Wege zur Astigmatismuskorrektur gewählt werden müssen. Die Regularität des Astigmatismus macht ihn einer Korrektur mittels Intraokularlinse zugänglich, die im Gegensatz zu Keratotomien präziser berechenbar ist und mit keiner Schwächung des Bulbus einhergeht. Die reduzierte Endothelzelldichte macht eine operative Sanierung der Keratoplastik innerhalb der nächsten Jahre wahrscheinlich, wodurch wiederum eine Änderung von Astigmatismusbetrag und -achse induziert werden kann. Die Implantation einer hochzylindrigen torischen Hinterkammerlinse in den Kapselsack ist vor diesem Hintergrund ungünstig. Hingegen erlaubt die Implantation der torischen Linse in den Sulcus, bei Bedarf die Achsenlage der Linse durch Rotation nachzujustieren oder die Linse ohne Risiko einer Kapselruptur zu ersetzen.

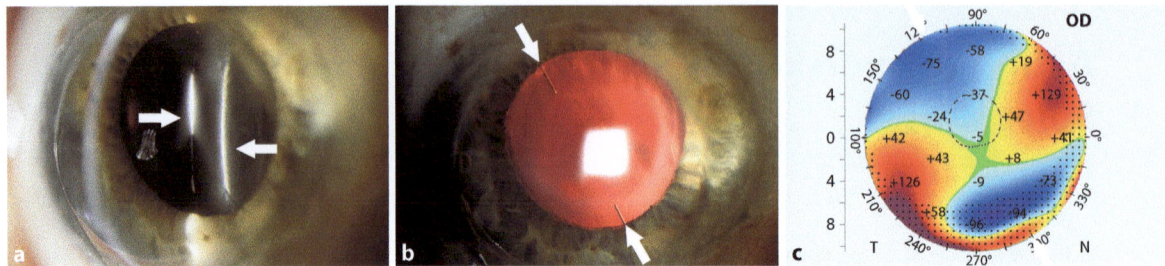

■ **Abb. 15.1a–c** Astigmatismuskorrektur mittels simultan implantierter sphärischer Hinterkammerlinse im Kapselsack und torischer Hinterkammerlinse im Sulcus iridociliaris. **a** Spaltlampenaufnahme mit Purkinje-Reflexen der Linse im Kapselsack und der darüber liegenden Sulcuslinse (*Pfeile*). **b** Aufblick im regredienten Licht zeigt die Achsenmarkierung der torischen Sulcuslinse (*Pfeile*). **c** Elevationsbasierte Topographie mit Darstellung des hohen regulären Astigmatismus. Die Markierung der steilen Achse (*Pfeile*) zeigt die gute Übereinstimmung der Linsenachse (**b**) mit der topographischen Achse (**c**)

Uvea

Beidseitiger Visusabfall über wenige Tage

C.N. Becht Tönz

M. Thiel, W. Bernauer, M. Zürcher Schüpfer, M. Schmid (Hrsg.), *Fallbeispiele Augenheilkunde*,
DOI 10.1007/978-3-642-42219-5_16, © Springer-Verlag Berlin Heidelberg 2013

■ Klinischer Fall

Die 48-jährige Patientin wurde aufgrund eines schnell verlaufenden beidseitigen Visusabfalls in den vorangegangenen Tagen zugewiesen. Ausgenommen von einer Nasenbeinfraktur drei Wochen zuvor ist die Patientin in guter gesundheitlicher Verfassung.

■ Abklärung und Intervention

Bei der Untersuchung betrug der Visus rechts Handbewegungen, am linken Auge 0,3. Die Vorderabschnitte der Augen waren dem Alter entsprechend normal. Untersuchungen des Fundus zeigten seröse Netzhautabhebungen an beiden Augen (■ Abb. 16.1), die auch per OCT dokumentiert werden konnten (■ Abb. 16.2). Anhand der durchgeführten Fluorescein-Angiographie wurden beidseitig stecknadelkopfartige Hyperfluoreszenzen auf Ebene des Pigmentepithels mit konsekutivem Pooling festgestellt (■ Abb. 16.3).

Aufgrund der vorhandenen Untersuchungsergebnisse wurde die Diagnose des Vogt-Koyanagi-Harada(VKH)-Syndroms gestellt. Zur Behandlung werden früh hochdosierte Steroide eingesetzt, welche längerfristig gegebenenfalls mit zusätzlichen Immunsuppressiva (z. B. Cyclosporin) ergänzt werden.

■ Verlauf

Unter hochdosierter Steroidtherapie kam es bald zu einer deutlichen Verbesserung. Der Visus betrug zum Ende der Therapie beidseits 0,8, bei persistierenden Pigmentepithelveränderungen (■ Abb. 16.4).

■ Diskussion

Das Vogt-Koyanagi-Harada(VKH)-Syndrom ist eine multisystemische Erkrankung, die sich vorwiegend durch eine **beidseitige, diffuse granulomatöse Panuveitis** mit typisch **multiplen serösen Abhebungen der Netzhaut** manifestiert. Der Krankheitsverlauf wird in **vier Stadien** unterteilt. Einer unspezifischen, einem viralen Infekt ähnelnden prodromalen Phase, die charakteristisch neurologische Symptome wie Meningismus einschließt, folgt nach wenigen Tagen die akute uveitische Phase. Wie im vorliegenden Fall sind typischerweise beide Augen betroffen. Die ophthalmologischen Untersuchungen zeigen multiple seröse Netzhautabhebungen häufig begleitet von einer Hyperämie bis Schwellung des N. opticus. Als Symptome werden vor allem ein **verschlechterter Visus** bzw. „Verschwommensehen" geäußert. Die dritte rekonvaleszente Phase setzt meist innerhalb von Monaten nach Krankheitsbeginn ein und ist gekennzeichnet durch eine **Depigmentation der Haut als auch der Uvea**. Chronisch-rezidivierende Uveitis, v. a. anterior und ophthalmologische Komplikationen, kennzeichnen die allfällige vierte und letzte Phase dieses Syndroms. Bei früher und aggressiver Therapie ist die Prognose hinsichtlich des Sehvermögens günstig.

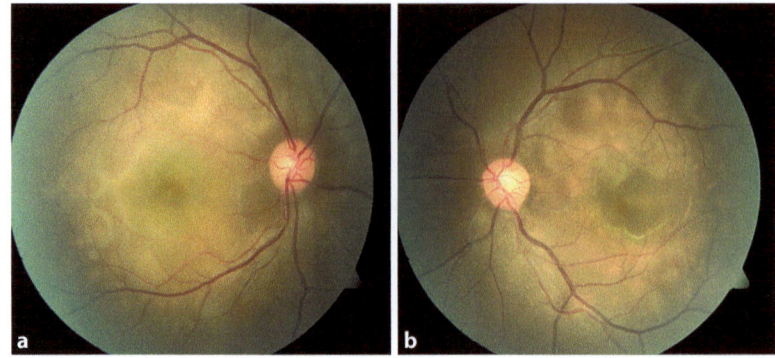

■ **Abb. 16.1a, b** Fundus bei der Erstvorstellung

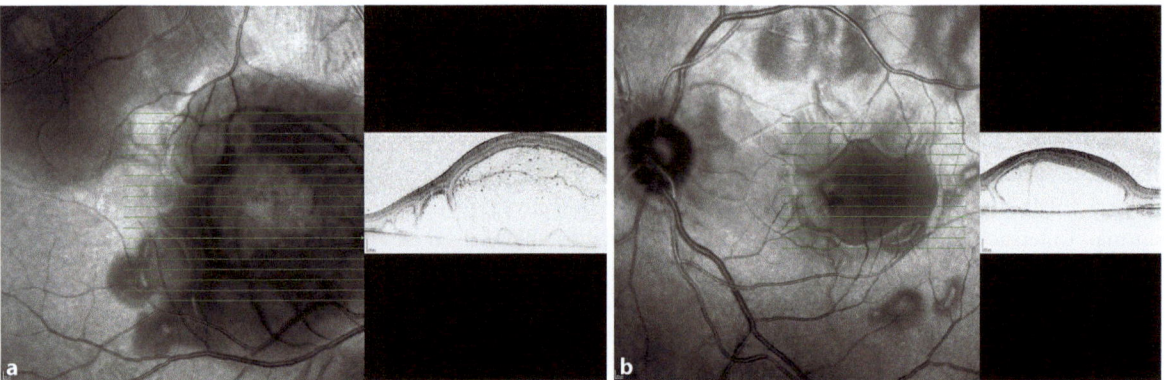

■ **Abb. 16.2a, b** OCT: seröse Netzhautabhebungen bilateral

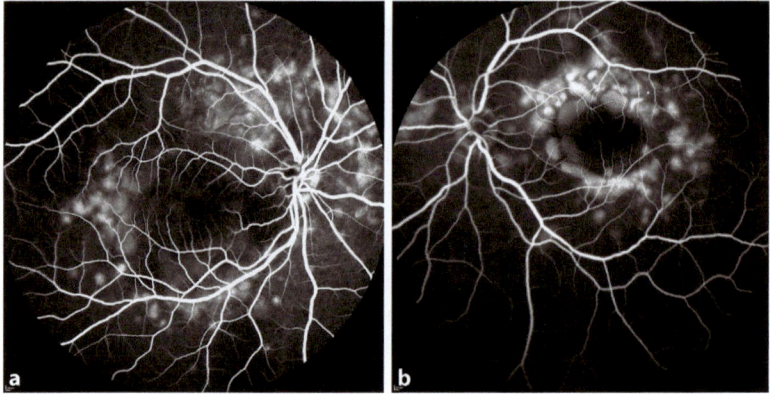

■ **Abb. 16.3a, b** Diffuse Hyperfluoreszenzen bilateral in der Fluorescein-Angiographie

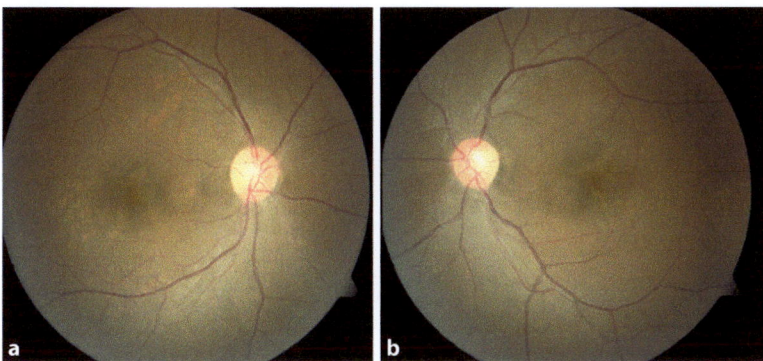

🔲 **Abb. 16.4a, b** Fundus nach Ende der Therapie

Häufig ist die erste Phase mild und transient, daher muss bei beidseitigen serösen Netzhautabhebungen auch ohne grippale Prodromi an ein Vogt-Koyanagi-Harada(VKH)-Syndrom gedacht werden. Eine frühe aggressive Therapie ist für die Visusprognose und den Langzeitverlauf wichtig.

Literatur

Tesavibul N (2013) Vogt-Koyanagi-Harada Disease. In: Foster TS, Vitale A (Hrsg) Diagnosis and treatment of Uveitis, 2. Aufl. Jaypee Brothers Medical Publishers (P) Ltd, New Delhi, S 1013–1032

Traumatische Aniridie bei Pseudophakie

M.K. Schmid

M. Thiel, W. Bernauer, M. Zürcher Schüpfer, M. Schmid (Hrsg.), *Fallbeispiele Augenheilkunde*,
DOI 10.1007/978-3-642-42219-5_17, © Springer-Verlag Berlin Heidelberg 2013

▪ Klinischer Fall

Eine 88-jährige Patientin kommt auf die Notfallambulanz der Augenklinik, da
sie kurz vorher beim Aufstehen vom Bett stürzte und dabei mit dem rechten
Auge auf der Kante des Nachttisches aufgeschlagen war. Sie bemerkte eine **so-
fortige massive Verminderung der Sehleistung** am rechten Auge sowie eine
stark blutende Wunde. Hinweise auf eine Synkope bestehen nicht, und die
Patientin gibt an, auf dem Bettvorleger ausgerutscht zu sein. Seit fünf Jahren
ist die Patientin beidseitig pseudophak.

▪ Abklärung und Intervention

Die klinische Untersuchung zeigte eine auf korrekte Lichtprojektion reduzierte
Sehfunktion. An der Schläfe besteht eine oberflächliche Rissquetschwunde
über 4 cm. Es findet sich eine ausgeprägte **Bindehautchemose** oben sowie ein
Hyposphagma. Die Vorderkammer ist eingeblutet (■ Abb. 17.1). Die Ultra-
schalluntersuchung liefert außer einer Glaskörperblutung unauffällige Befunde.
Es wird die Diagnose einer gedeckten **Bulbusruptur bei stumpfem Augen-
trauma** und Status nach Operation der Katarakt gestellt. Bei der anschließenden
primären Wundversorgung wird die über 3 Uhrzeiten reichende Rupturstelle
im Bereiche des corneoskleralen Stufenschnittes geschlossen. Die vollständig
expulsierte, nur noch oben bei 12 h anhaftende Iris wird dabei so gut wie möglich in die Vorderkammer reponiert. Die Intraokularlinse ist noch in situ, der
Glaskörper ist eingeblutet.

Drei Monate postoperativ besteht nach wie vor eine dichte Glaskörperblutung und nur wenig Resten der Iris. Die regelmäßig durchgeführten Echogra-
fien zeigen unauffällige Netzhautverhältnisse. Bei der noch sehr rüstigen Patientin entschließt man sich zur erneuten chirurgischen Intervention mit dem
Ziel der Stabilisierung der Situation und möglichst optischen Rehabilitation, da
seit dem Unfall eine visuell bedingte Gangunsicherheit besteht.

▪ Verlauf

Bei der bestehenden **Aniridie** und **Glaskörperblutung** (■ Abb. 17.2) wird die
Indikation zur Pars Plana Vitrektomie mit gleichzeitiger Implantation einer Silicon Iris „ArtificialIris" der Firma Schmidt gestellt. Es erfolgt eine Standard
23G Vitrektomie. Anschließend wird die zusammengerollte künstliche Iris über
einen 4 mm breiten corneoskleralen Stufenschnitt implantiert und mittels Nylon
10/0 Fäden fixiert. Drei Monate später erreicht die Patientin einen Visus von 0,8
bei einem darüber hinaus hervorragenden kosmetischen Ergebnis (■ Abb. 17.3).

▪ Diskussion

Nach Operation der Katarakt stellt die corneosclerale Stufe auch nach Jahren
einen Locus minoris resistentiae dar, der auch bei vergleichsweise geringem

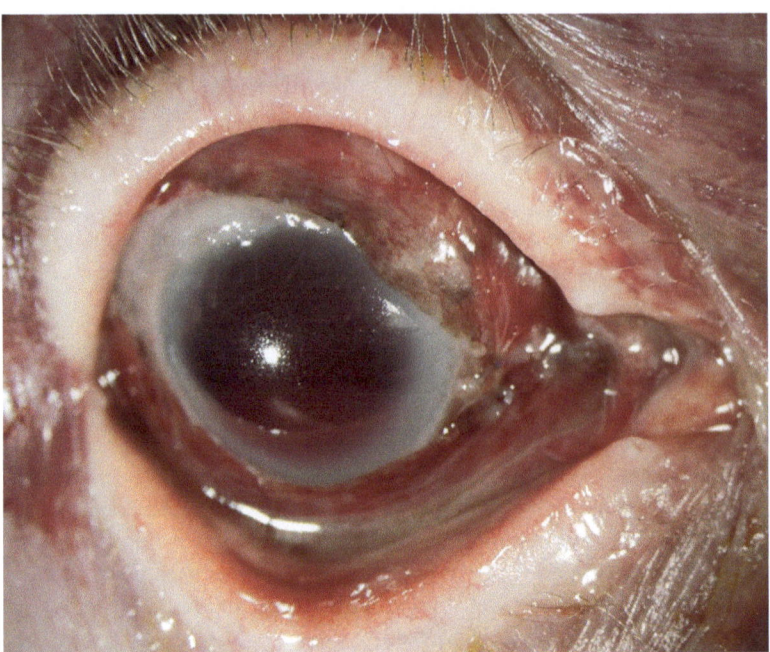

🔹 **Abb. 17.1** Übersichtsbild bei Erstuntersuchung. Oben ist die gedeckte Rupturstelle und in der Vorderkammer ein Hyphäma zu sehen

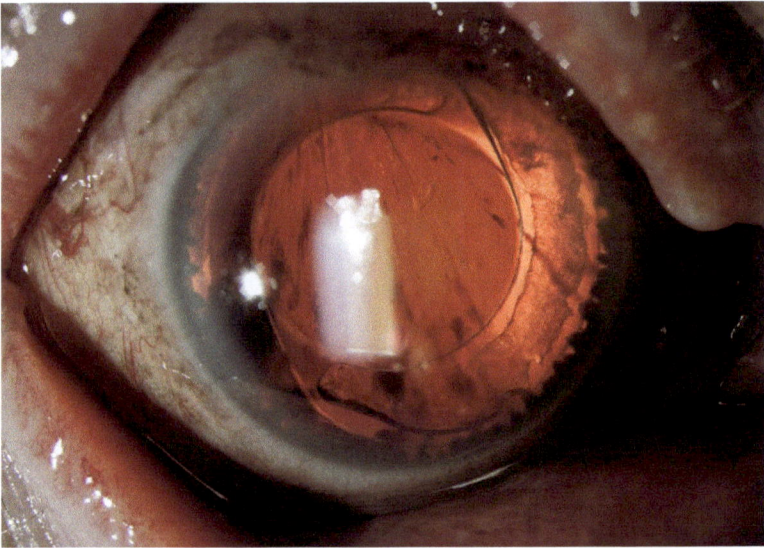

🔹 **Abb. 17.2** Übersichtsbild rund sechs Monate nach Trauma. Gut sichtbare Aniridie und Blutreste im Glaskörperraum hinter der Linse

Trauma rupturieren kann. Gewöhnlich kommt es zu massiver Expulsion von intraokularem Gewebe mit konsekutiver Aderhautblutung, Amotio retinae und entsprechend schlechter Funktion. In diesem Fall kam es lediglich zum Verlust der Iris und das Linsendiaphragma blieb erhalten. Das Hintersegment wurde daher kaum in Mitleidenschaft gezogen.

Bei Aniridie stellt die Silicon Iris eine hervorragende Methode dar, um sowohl funktionell als auch kosmetisch hervorragende Resultate zu erhalten. Bei der Patientin stand die funktionelle Rehabilitation im Vordergrund.

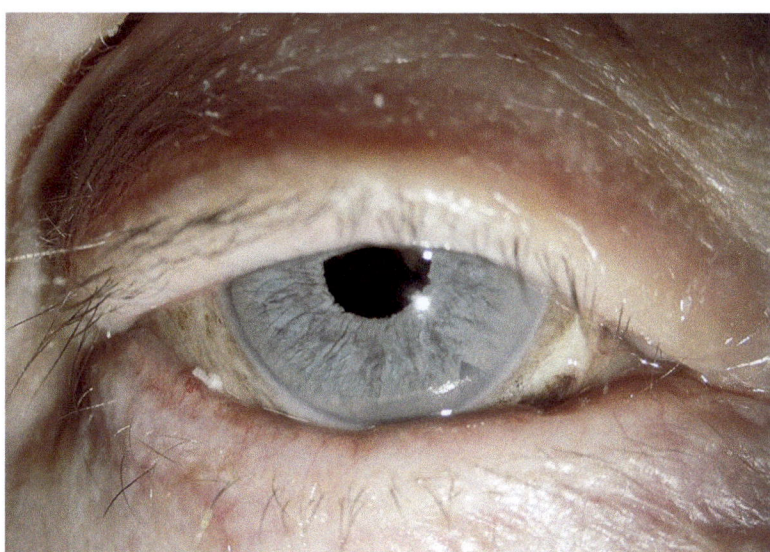

🔷 **Abb. 17.3** Ergebnis 2 Wochen postoperativ mit Silicon Iris

Postoperativ gab die Patientin an, wieder eine bessere Gangsicherheit erlangt zu haben.

Literatur

Hayhoe M, Gillam B, Chajka K, Vecellio E (2009) The role of binocular vision in walking. Vis Neurosci 26(1):73–80

Rana M, Savant V, Prydal JI (2013) A new customized artificial iris diaphragm for treatment of traumatic aniridia. Cont Lens Anterior Eye 36(2):93–94

Glaukom

Halo's trotz durchgängiger YAG-Iridotomie

J. Stürmer

M. Thiel, W. Bernauer, M. Zürcher Schüpfer, M. Schmid (Hrsg.), *Fallbeispiele Augenheilkunde*,
DOI 10.1007/978-3-642-42219-5_18, © Springer-Verlag Berlin Heidelberg 2013

■ Klinischer Fall

Eine 54-jährige Frau weist sich selbst als Notfall wegen seit dem Vorabend persistierenden invalidisierenden Kopfschmerzen und Visusverlust am linken Auge zu, nachdem sie am Abend Fernsehen geschaut hat und dann mit ihrem Mann intim war. In der Anamnese gibt die Patientin an, seit 6 Jahren beim Lesen und bei der Arbeit am Computer unter intermittierenden Kopfschmerzen und Verschwommensehen an beiden Augen (links > rechts) gelitten zu haben. Der betreuende Augenarzt hatte vor 6 Jahren wegen flacher Vorderkammer beidseits eine YAG-Laser-Iridotomie durchgeführt. In den letzten 2 Monaten kam es zu einer Zunahme der Beschwerden mit quasi täglichen Attacken von Kopfschmerzen und Halo's, die nun seit dem Vorabend persistieren.

■ Abklärung und Intervention

Bei der Erstuntersuchung der Patientin am 14.02.2000 besteht ein Visus von 0,5 am rechten und 0,1 am linken Auge (bei einer Hyperopie von + 2,0 dpt), der Druck beträgt rechts 20 mmHg, am linken Auge 40 mmHg, die Hornhaut zeigt am linken Auge ein Stroma- und Epithelödem, die Vorderkammer ist beidseits bei durchgängiger Iridotomie peripher flach, zentral mitteltief, die Pupille zeigt am rechten Auge eine normale Reaktion, am linken Auge ist die Pupille mittelweit, entrundet und zeigt praktisch keine Reaktion (■ Abb. 18.1). Die Linse ist klar, die Papille am rechten Auge physiologisch exkaviert, am linken Auge wegen schlechten Einblickes nicht beurteilbar. Die Diagnose eines subakuten, intermittierenden Winkelblockes bei **Iris-en-plateau-Syndrom** mit aktuell protrahiertem Winkelblock links wird gestellt. Eine medikamentöse Drucksenkung mit Miotika sowie intravenösem Acetazolamid und auch Mannitol führt zu keiner wesentlichen Drucksenkung, sodass man sich zur operativen Drucksenkung (hintere Sklerotomie und Iridektomie) entschließt. Noch während der Hospitalisation kommt es (spontan oder durch versehentliche Applikation von Atropin) 5 Tage später auch am rechten Auge zum protrahierten Winkelblock, sodass hier auch operativ interveniert (hintere Sklerotomie und Trabekulektomie) werden muss.

■ Verlauf

Nach initial noch erhöhten Augeninnendruckwerten kam es zur Normalisierung des Augendruckes ohne drucksenkende Therapie. Beide Pupillen (links > rechts) zeigten eine Pupilloplegie, es zeigten sich eindeutige Glaukomflecken der Linse (links > rechts). Später wurde zuerst am linken Auge und noch später auch am rechten Auge die Katarakt operiert. Am rechten Auge benötigt die Patientin nach wie vor keine drucksenkende Therapie, am linken Auge besteht wahrscheinlich wegen einer anlässlich der Kataraktoperation in den sulcus iridociliaris implantierten Irisblende (■ Abb. 18.2) ein chronischer Winkelblock

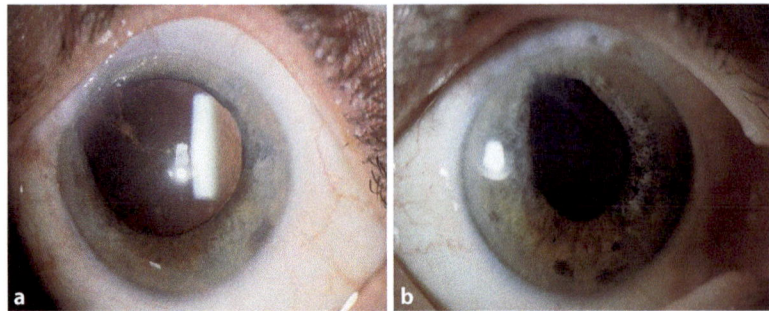

Abb. 18.1a, b Vordere Bulbusabschnitte der Patientin nach operativer Behandlung des Winkelblockes: An beiden Augen bestehen entrundete Pupillen. Am linken Auge (**a**) funktioniert der Sphinkter pupillae noch etwas, die Pupille ist nur in Richtung der Trabekulektomie entrundet, am rechten Auge (**b**) besteht eine totale Pupilloplegie

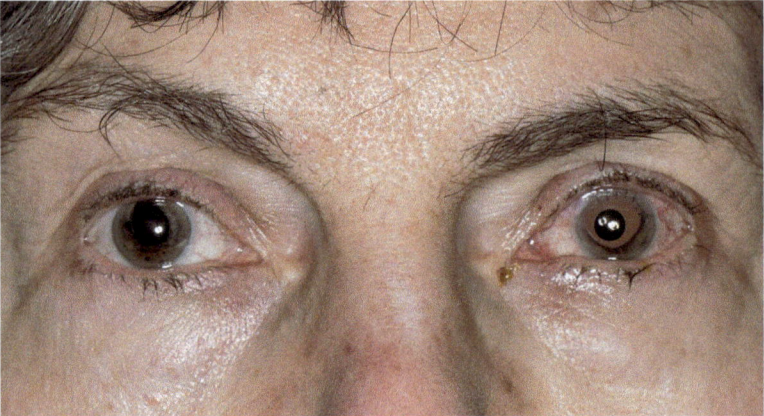

Abb. 18.2 Augenpartie der Patientin nach Kataraktoperation mit Irisblende links und vor der Kataraktoperation rechts. Am rechten Auge sieht man die Pupilloplegie, links die farblich etwas blasse künstliche Iris gut zentriert

mit einem progressiven Papillenschaden, hier musste wieder eine drucksenkende Therapie etabliert und auch eine Cyclophotokoagulation durchgeführt werden.

▪ Diskussion

Beim **Iris-en-plateau-Syndrom** handelt sich um eine Form des Winkelblockes, bei dem weder der Pupillarblock noch eine phakomorphe Komponente im Vordergrund stehen, sondern eine anatomische Variation mit atypischer Insertion der Irisbasis in den Ciliarkörper (Plateau Iris) (▪ Abb. 18.3) und große, nach anterior rotierte Ziliarzotten, die zu einem Winkelblock führen. Die Impressionsgonioskopie mit dem Zeiss/Sussmann 4 Spiegelglas zeigt typischerweise einen engen, auf leichten Druck sich öffnenden Kammerwinkel mit einem sog. Doppelgipfel-Verlauf der Iris (Vorwölbung der Iris peripher durch die großen Ziliarzotten). Wenn nur die Variation der Irisanatomie vorliegt, spricht man von einer Iris-en-plateau-Konfiguration, wenn zusätzlich ein intermittierender Winkelblock vorliegt (spontan bei maximaler Sympathikusaktivierung oder iatrogen durch medikamentöse Pupillendilatation) spricht man vom Iris-en-plateau-Syndrom. Die Patienten sind typischerweise zwischen 30 und 50 Jahren alt, Frauen sind häufiger betroffen als Männer. Im von den Autoren behandelten

Patientengut zeigten bei einer genauen Untersuchung mit Gonioskopie und UBM die Hälfte aller Patienten unter 60 Jahren mit Winkelblocksymptomen ein Iris-en-plateau-Syndrom, oft besteht eine positive Familienanamnese.

Therapeutisch sind Miotika sehr wirksam, eine YAG-Laser Iridotomie sollte zur Behebung einer Pupillarblockkomponente durchgeführt werden. Bei gonioskopisch sichtbarem Winkelblock (Kammerwinkelsynechien) muss eine periphere Argon-Laser Iridoplastik oder eine (eventuell 2) basale periphere chirurgische Iridektomie durchgeführt werden. Bei schon bestehendem Papillenschaden kann eine Trabekulektomie ohne oder bevorzugt mit gleichzeitiger Kataraktextraktion durchgeführt werden, wobei ein leicht erhöhtes Risiko für ein malignes Glaukom besteht. Eine alleinige Kataraktoperation zeigt bei Patienten mit Iris-en-plateau-Syndrom keine drucksenkende Wirkung. Die Patienten benötigen eine lebenslange Betreuung, da sich vor allem bei phaken Patienten wegen der zunehmenden phakomorphen Komponente später ein chronisches Winkelblockglaukom entwickeln kann.

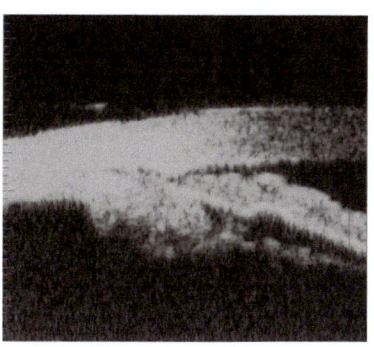

◼ **Abb. 18.3** UBM Untersuchung der vorderen Bulbusabschnitte bei einem Patient mit Iris-en-plateau-Syndrom: Während zentral die Vorderkammer tief ist, besteht gegen den Kammerwinkel zu ein linearer Verlauf der Iris mit einer starken Abwinkelung gegen peripher und einer nur sehr engen Vorderkammer im Bereich des Kammerwinkels. Deutlich sind auch die großen nach anterior rotierten Ziliarzotten zu erkennen

Literatur

Liu L (2011) Deconstructing the mechanisms of angle closure with anterior segment optical coherence tomography. Clin Exp Ophthalmology 39:614–622

Ritch R, Tham CC, Lam DS (2007) Argon Laser peripheral Iridoplasty (ALPI): an update. Surv Ophthalmol 52:279–288

Stieger R et al (2007) Prevalence of plateau iris syndrome in young patients with recurrent angle closure. Clin Exp Ophthalmology 35:409–413

Schleichende Visusverschlechterung bei Sekundärglaukom

B.C. Bachmann-Simmen

M. Thiel, W. Bernauer, M. Zürcher Schüpfer, M. Schmid (Hrsg.), *Fallbeispiele Augenheilkunde*,
DOI 10.1007/978-3-642-42219-5_19, © Springer-Verlag Berlin Heidelberg 2013

▪ Klinischer Fall

Eine 55-jährige gesunde Patientin wünscht eine Zweitmeinung wegen einseitiger zunehmender Visusverschlechterung seit 2 Monaten. Vor Jahren musste im betroffenen Auge wegen einer Hornhautperforation die **Cataracta traumatica** mittels Sulcus-basierter Hinterkammerlinse versorgt werden. Zwei Jahre vor der Konsultation führte ein stumpfes Trauma durch einen Badmintonball zu einer Luxation der Sulcuslinse in die Vorderkammer und machte einen Linsenaustausch mit einer Irisfixierten Artisan-Linse notwendig. Die visuelle Rehabilitation war mit Fernvisus von anamnestisch 1,0 perfekt (das myope Auge wurde für Monovision emmetropisiert), es entwickelte sich jedoch ein **Sekundärklaukom**, das vom behandelnden Glaukomspezialisten nach einer Kombinationstherapie mit Timolol und Brinzolamid (Azarga®) vor 2 Monaten zusätzlich mit Bimatoprost (Lumigan®) behandelt wurde. Unter diesem Therapieausbau verbesserte sich der Druck; auf mehrfache Beschwerden der Patientin, dass die Sehschärfe schlechter geworden sei, wurde jedoch nicht eingegangen.

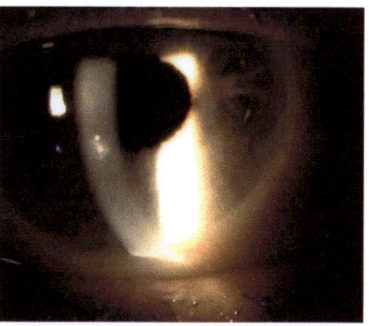

▪ **Abb. 19.1** Narbe der ursprünglichen Hornhautperforation

▪ Abklärung und Intervention

Die bestkorrigierten Visuswerte bei Erstkonsultation ergaben für die Ferne rechts 0,5 partiell (+0,25−0,75/118°), links 1,25 (−5,25−0,75/155°), für die Nähe rechts 0,5, links sc 1,0. Der Druck war rechts unter 3-er Therapie 18, links ohne Therapie 18. Beidseits bestanden reizlose vordere Augenabschnitte mit gut zentrierter Artisanlinse rechts, die Papille zeigte bereits eine eindeutige Seitendifferenz und war rechts 0,4, links kaum 0,1 exkaviert. Klinisch bestand der V. a. ein Makulaödem rechts, was sich im OCT mit einer zentralen Netzhautdicke von bis zu 548 μm bestätigte (▪ Abb. 19.1 und ▪ Abb. 19.2).

Bimatoprost wurde gestoppt und eine lokale Therapie mit Nepafenac (Nevanac®) und Prednisolon 1 % (Pred forte®) gestartet.

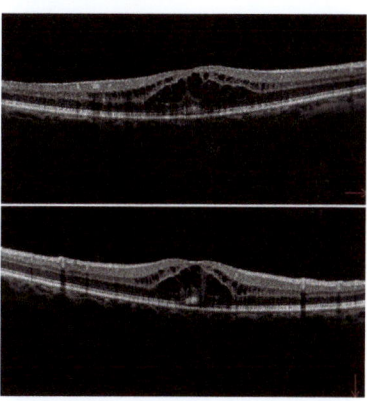

▪ **Abb. 19.2** OCT am Tag der Erstvorstellung

▪ Verlauf

Bereits nach 10 Tagen zeigte sich eine deutliche Reduktion des Makulaödems und Verbesserung der Sehschärfe, sodass Prednisolon ausgeschlichen werden konnte (▪ Abb. 19.3). Zwei Monate nach Therapieänderung war die Sehschärfe rechts für Ferne und Nähe 1,0 und die Patientin beschwerdefrei (▪ Abb. 19.4). Die Druckwerte stiegen unter Azarga bis auf 26 mmHg an. Eine vor kurzem zugefügte Therapie mit Brimonidin brachte in einer ersten Messung eine Senkung auf 16 mm.

▪ Diskussion

Im Falle eines Sekundärglaukoms sind Alpha- oder Betablocker alleine oder in Kombination mit einem Carboanhydrasehemmer oft ungenügend zur Kon-

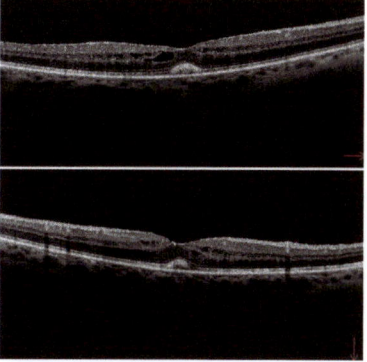

▪ **Abb. 19.3** OCT 10 Tage nach Therapieumstellung

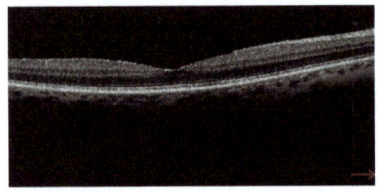

 Abb. 19.4 OCT 2 Monate nach Therapieumstellung

trolle des Intraokulardruckes. Wird die Behandlung mit einem der 3 gängigen Prostaglandin-Analoga ergänzt, kann ein Makulaödem auftreten, egal welches der Prostaglandinanaloga verwendet wird. An diese mögliche Nebenwirkung sollte auch heute noch immer gedacht werden, vor allem bei alteriertem Vordersegment.

Literatur

Alm A, Grierson I, Shields MB (2008) Side effects associated with prostaglandin analog therapy. Surv Ophthalmol 1:93–105 (Review)

Die Differentialdiagnose des akuten Glaukoms bei betagten Patienten

F. Bochmann

M. Thiel, W. Bernauer, M. Zürcher Schüpfer, M. Schmid (Hrsg.), *Fallbeispiele Augenheilkunde*, DOI 10.1007/978-3-642-42219-5_20, © Springer-Verlag Berlin Heidelberg 2013

■ **Klinischer Fall**

Eine 82-jährige Patientin wird notfallmäßig aufgrund einer **Druckdekompensation** rechts zugewiesen. In der Anamnese ist ein **Pseudoexfoliationsglaukom** bekannt, das bislang unter topischer Therapie mit Druckwerten um 23 mmHg knapp kompensiert war. Zudem wurde sie vor ca. einem Jahr aufgrund eines **Venenastverschlusses** mittels anti-VEGF-Therapie und Laserkoagulation im Verschlussgebiet behandelt.

■ **Abklärung und Intervention**

Bei der Erstkonsultation wurde unter lokaler 3-fach-Therapie (β-Blocker, Carboanhydrasehemmer und Prostaglandinderivat) ein Intraokulardruck von 52 mmHg gemessen. Die Lider zeigten eine ausgeprägte Rötung und Lichenifikation der Haut (◘ Abb. 20.1), zu deren Behandlung der Hausarzt der Patientin eine Salbe verschrieben hatte. Des Weiteren fanden sich ein milder Intraokularreiz und eine angedeutete Cataract. Der Kammerwinkel war offen und die Papille deutlich vermehrt exkaviert.

■ **Diskussion**

Die Ursache für den plötzlichen Druckanstieg ist nur auf den ersten Blick klar. Die normal tiefe Vorderkammer und der offene Kammerwinkel schließen einen akuten Winkelblock weitgehend aus. Denkbar ist allerdings eine Verschiebung der Linse mit transienter Blockbildung aufgrund einer Zonulainsuffizienz bei Pseudoexfoliationssyndrom. Das Kapselhäutchen (◘ Abb. 20.2) selbst, mit seiner Tendenz zu akuten Druckspitzen, rangiert auf der Liste mit möglichen Ursachen dann weit oben. Weniger wahrscheinliche Ursachen sind in diesem Fall bei fehlenden anamnestischen Hinweisen und klinischen Zeichen ein uveitisches Sekundärglaukom oder ein phakolytisches Glaukom (◘ Abb. 20.3). Ein rubeotisches Sekundärglaukom hingegen kommt aufgrund des Gefäßverschlusses in der Krankengeschichte eher infrage. Schwierig ist der Einsatz von anti-VEGF, der die Ausbildung von Neovaskularisationen (◘ Abb. 20.4) abschwächen bzw. stark verzögern kann. Die Lösung findet sich in diesem Fall aber nicht beim Auge selbst. Auf genaues Nachfragen entpuppt sich die Salbe, die der Patientin zur Pflege der Lidhaut gegeben wurde, als ein steroidhaltiges Präparat. Wir haben es also mit einem Steroidglaukom zu tun. Nach Absetzen der Steroide stabilisierte sich der Intraokulardruck. Die nicht akzeptablen Nebenwirkungen der lokalen drucksenkenden Therapie bleiben. Der einzige Ausweg ist ein drucksenkender Eingriff.

Gerade bei betagten Patienten erweitern die vorhandenen Komorbiditäten die Liste der möglichen Differentialdiagnosen und schränken gleichzeitig den Handlungsspielraum bei der Therapie ein. Bei einem akuten Glaukomanfall mit

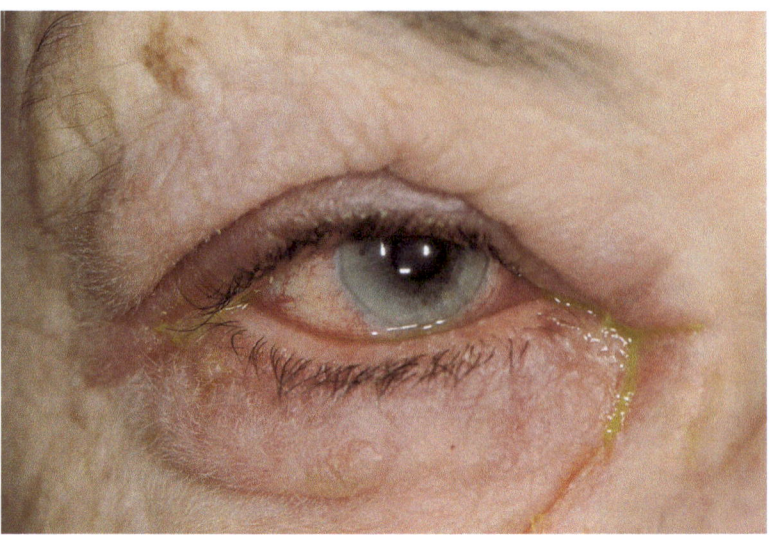

Abb. 20.1 Kontaktdermatitis der Lider mit Rötung und Lichenifikation der Lidhaut

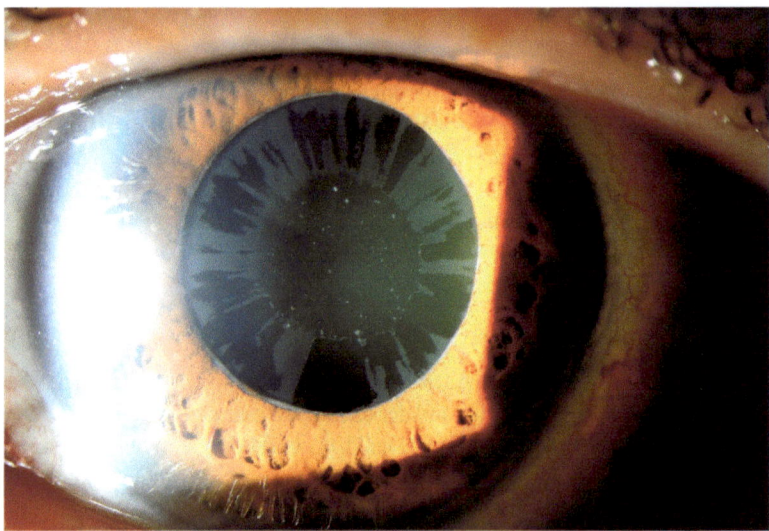

Abb. 20.2 Das Pseudoexfoliationssyndrom mit durch Irisbewegungen abgeschabten Ablagerungen auf der Linse ist vor allem in Mydriase gut zu erkennen

der **typischen Trias Augenrötung, Visusminderung** und **Schmerzen** denken wir in erster Linie an den akuten Winkelblock mit verschlossenem Kammerwinkel. Bei betagten Patienten können einem akuten Druckanstieg allerdings verschiedene Ursachen zugrunde liegen. Dies muss bei der Differentialdiagnose und dem Management berücksichtigt werden.

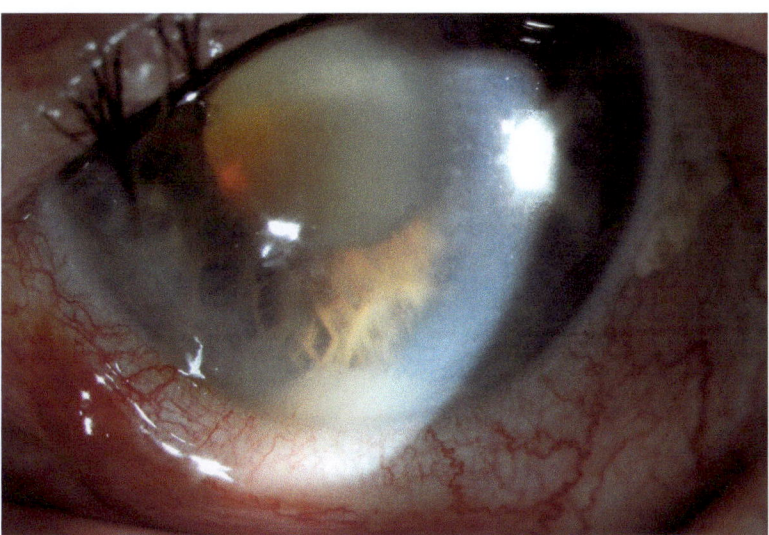

■ **Abb. 20.3** Phakolyse mit verflüssigtem Cortex, im Kapselsack abgesungenem Linsenkern und Linsenmaterial in der Vorderkammer

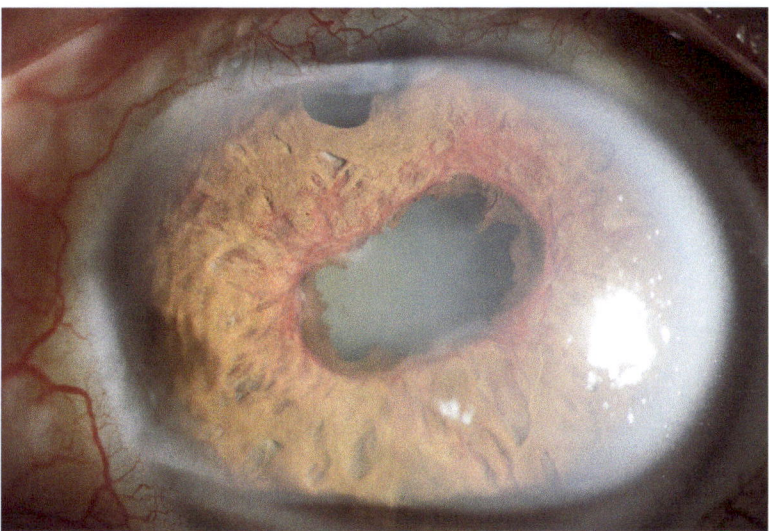

■ **Abb. 20.4** Ausgeprägte Irisrubeose mit posterioren Synechien bei Status nach Zentralvenenthrombose

Offenwinkelglaukom bei aktivem Senior

C. Kniestedt

M. Thiel, W. Bernauer, M. Zürcher Schüpfer, M. Schmid (Hrsg.), *Fallbeispiele Augenheilkunde*,
DOI 10.1007/978-3-642-42219-5_21, © Springer-Verlag Berlin Heidelberg 2013

■ Klinischer Fall

Der 92-jährige männliche Patient wurde zur Beurteilung und weiterer Behandlung eines Glaukoms zugewiesen. Seit vielen Jahren ist ein primäres Offenwinkelglaukom bekannt, das in den letzten 10 Jahren immer wieder Druck-dekompensiert war. Entsprechend wurde die drucksenkende Therapie fortlaufend ausgebaut. Zum Zeitpunkt der Vorstellung bestand eine topische Therapie mit Latanoprost, Timolol, Brimonidin und einem topischen und systemischen Carboanhydrasehemmer (3 x 125 mg Diamox). Der Patient bemerkte einen **Gesichtsfeldzerfall**, der in den letzten Monaten empfindlich und gut dokumentiert zugenommen hatte, aber aufgrund des fortgeschrittenen Alters akzeptiert wurde. Er war sehr besorgt und bat den Zuweiser um eine Überweisung zu einem Glaukomspezialisten. Systemanamnestisch war der 92-jährige Patient gesund und rüstig, fuhr noch Auto und besuchte regelmäßig die Seniorenuniversität. Es bestand eine blutdrucksenkende Therapie mit einem ACE-Hemmer und eine Thrombozytenaggregationshemmung mit Aspirin.

■ Abklärung und Intervention

Bei der Erstvorstellung präsentierte sich der pseudophake und ursprünglich mittelgradig myope Patient mit einem recht guten Visus von 0,8 bis 1,0 an beiden intraokular reizlosen Augen. Die Tensio lag applaniert bei 24 mmHg rechts und 26 mmHg links, die dynamische Konturtonometrie maß rund 3 mmHg höher, 27,3 mmHg rechts und 28.8 mmHg links (Hornhautdicke 535 μm und 542 μm). Der Kammerwinkel erschien weit offen. Die Papillen zeigten biomikroskopisch (■ Abb. 21.1), wie auch kohärenztomografisch (■ Abb. 21.2) eine subtotale bis **totale Exkavation mit wenig Randsaum** bzw. homogen ausgedünnter Nervenfaserschicht an beiden Augen. Die Gesichtsfelder bestätigten den subjektiven Funktionsverlust (■ Abb. 21.3a, b).

In Anbetracht der guten körperlichen und geistigen Verfassung und des aktiven Lebensstils des Patienten wird eine Maximaltherapie vorgeschlagen. Am besseren Auge soll eine Trabekulektomie durchgeführt werden, die innert Monatsfrist am 2. Auge ebenfalls erfolgen soll.

■ Diskussion

In keiner Patientengruppe sind Entscheidungen zum weiteren Procedere bisweilen so schwierig zu fällen, wie bei betagten Patienten mit fortgeschrittenem und austherapiertem Glaukom. Dies liegt mehrheitlich daran, dass in der Patientengruppe der 60 bis 90+jährigen die Ansprüche an das visuelle System stark variieren. Dies vor allem aufgrund einer unterschiedlichen physischen und intellektuellen Aktivität, individuellen Fähigkeiten der selbständigen Behandlung des Glaukoms und einer sehr variablen allgemeinen Einstellung zu Leben, Alter und Tod. Vor einem Entscheid zur interventionellen Drucksenkung, sollte

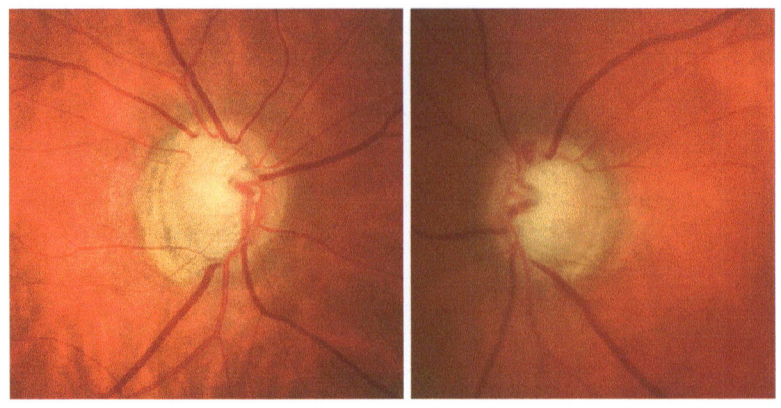

◘ **Abb. 21.1** Papillenfotografien

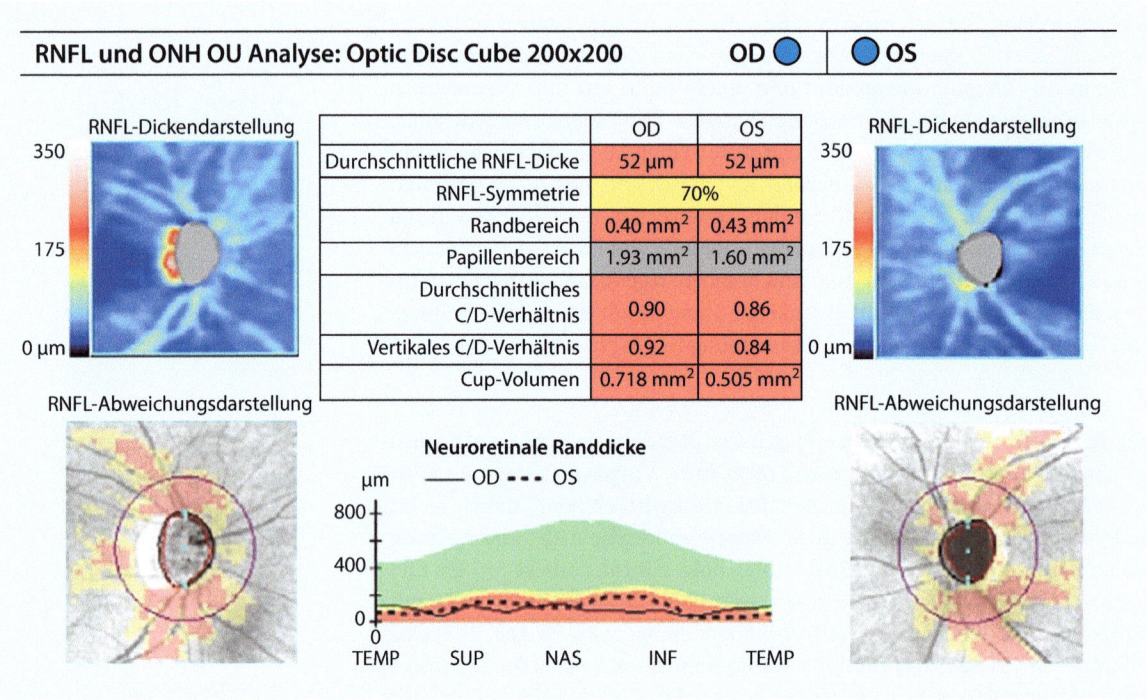

RNFL und ONH OU Analyse: Optic Disc Cube 200x200		OD ⬤	⬤ OS

	OD	OS
Durchschnittliche RNFL-Dicke	52 µm	52 µm
RNFL-Symmetrie	70%	
Randbereich	0.40 mm²	0.43 mm²
Papillenbereich	1.93 mm²	1.60 mm²
Durchschnittliches C/D-Verhältnis	0.90	0.86
Vertikales C/D-Verhältnis	0.92	0.84
Cup-Volumen	0.718 mm²	0.505 mm²

◘ **Abb. 21.2** Peripapilläre Nervenfaserschicht, OCT, Cirrus, Zeiss AG

deshalb auch beim betagten Patienten der Zieldruck möglichst exakt definiert (◘ Abb. 21.4) und sämtliche interventionellen Möglichkeiten ausgeschöpft werden. Oft verfällt der behandelnde Arzt der Irrmeinung, dass dem Patienten in seinen letzten Lebensjahren geholfen werden kann, wenn von einem chirurgischen Eingriff abgesehen werde. Doch gerade der Funktionsverlust des Auges durch das Glaukom reduziert die „*Quality of Life*" derart stark, dass die Patienten sich zurückziehen und depressiv werden. Möglichkeiten oder sogar Notwendigkeiten zur chirurgischen Sanierung eines fortgeschrittenen Glaukoms im Alter bestehen. Eine Trabekulektomie im meist pseudophaken Auge birgt in erfahrenen Händen deutlich größere Sicherheit, den Augendruck markant zu senken und dem Funktionsverlust Einhalt zu bieten, als die „*Watch and Wait*" Strategie.

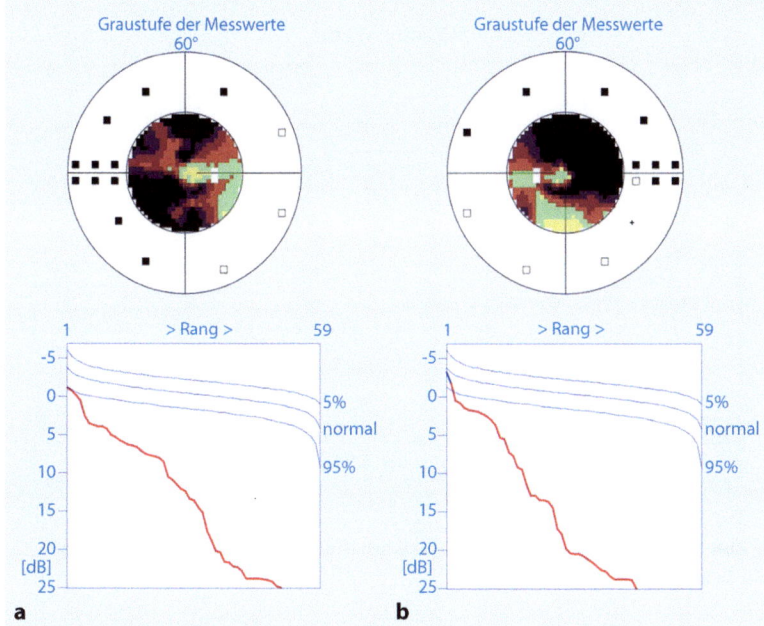

○ Abb. 21.3a, b Gesichtsfelder (Anmerkung: Dem Patienten wurde 3 Monate vor diesem Gesichtsfeld vom Hausarzt die Erlaubnis erteilt, weiterhin Auto zu fahren)

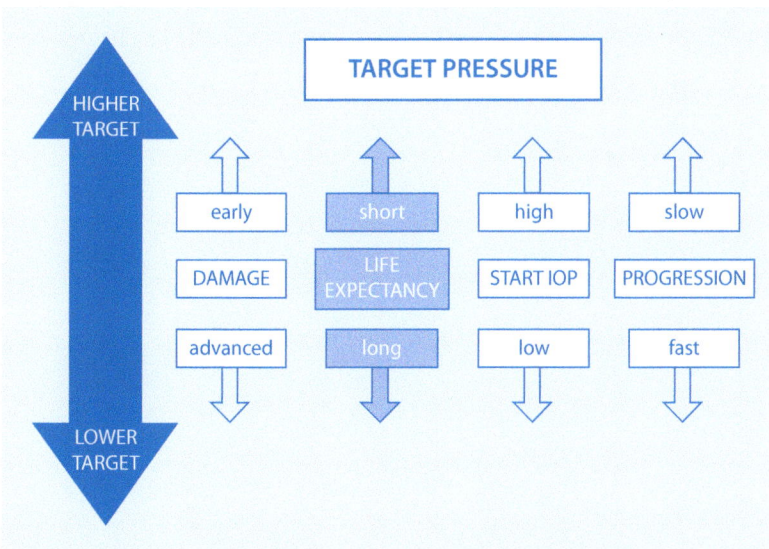

○ Abb. 21.4 Festsetzung des Zieldruckes. (Modifiziert nach EGS Guidelines)

Es ist die schwierige Aufgabe des Arztes, die gesundheitliche Gesamtsituation zu analysieren und die Lebenserwartung des Patienten abzuschätzen unter Berücksichtigung des Stadiums des Glaukoms und der Progressionsrate der letzten Jahre bei einem retrospektiv zu interpretierenden Augendruck. Darüber hinaus soll die Lebensqualität der verbliebenen Lebensjahre möglichst nicht beeinträchtigt werden. Der Arzt bleibt in einem konstanten Spannungsfeld von medizinischem Wissen über die Krankheit und optimaler Behandlung und Erhaltung der „*Quality of Life*" des Patienten, sei dies konservativ oder chirurgisch (○ Abb. 21.5).

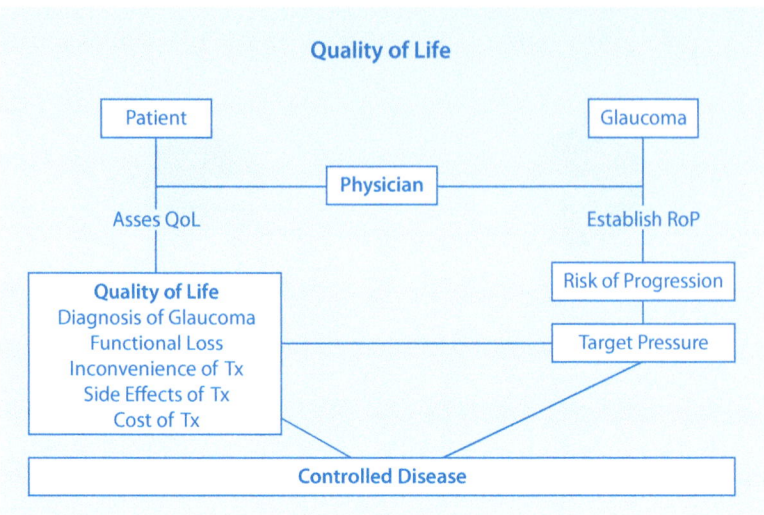

Abb. 21.5 Der Arzt im Spannungsfeld zwischen Patient und Krankheit (Modifiziert nach EGS Guidelines)

Literatur

Skalicky et al. Depression and Quality of Life in Patients With Glaucoma, J Glaucoma 2008

PEX Glaukom bei Alzheimerpatientin

C. Kniestedt

M. Thiel, W. Bernauer, M. Zürcher Schüpfer, M. Schmid (Hrsg.), *Fallbeispiele Augenheilkunde*, DOI 10.1007/978-3-642-42219-5_22, © Springer-Verlag Berlin Heidelberg 2013

▪ Klinischer Fall

Die 82-jährige Patientin wurde zugewiesen zur Glaukomoperation bei **dekompensiertem PEX Glaukom** am linken Auge. Das rechte Auge war aufgrund einer alten Venenthrombose funktionslos. Die alzheimerkranke Patientin lebte im Pflegeheim. Das Pflegeteam besorgte die maximale Tropfenapplikation, die aus einer 4er Therapie bestand. Die Patientin zeigte bisweilen **starke, aber nicht störende Bindehautrötungen**. Systemanamnestisch standen die kardiovaskulären Probleme im Vordergrund. Die adipöse Patientin hatte bereits 3 Myokardinfarkte erlitten und berichtete von einem 5-fachen AC Bypass, einer Aortendissektion, einer arteriellen Hypertonie und einem Diabetes mellitus Typ II. Sie stand wegen chronischem Vorhofflimmern unter oraler Antikoagulation. Die betagte Patientin kam in Begleitung ihrer ansonsten berufstätigen und einzigen Tochter zur Erstvorstellung.

▪ Abklärung und Intervention

Am einzigen rechten Auge konnte bei einer mittelgradigen Kapselfibrose ein Visus von 0,63 erhoben werden. Die applanierte Tensio lag bei 2 mmHg bei weit exkavierter Papille. Die dynamische Konturtonometrie wurde nicht durchgeführt. Die Hornhaut war normal dick (553 µm rechts und 550 µm links). Die letzte Gesichtsfelduntersuchung wurde 3 Jahre zuvor durchgeführt. Schon damals war das Resultat aus Compliancegründen kaum zu verwerten (◙ Abb. 22.1).

Zur Vermeidung zusätzlicher körperlicher als auch psychischer Belastung unter Berücksichtigung des gesundheitlichen Status und geringer erwarteter Compliance aufseiten der Patientin, wird von einem chirurgischen Eingriff abgeraten. Zur Behandlung des PEX Glaukoms soll die drucksenkende Therapie wie bis anhin fortgeführt werden.

▪ Diskussion

Die Möglichkeiten zur interventionellen Drucksenkung im Alter sind vielfältig. Bei nicht bereits pseudophaken Augen sollte die Option der kombinierten Operation in Erwägung gezogen werden, um den Patienten in kurzer Zeitabfolge vor einem Zweiteingriff zu bewahren. Bei nicht allzu hohen Druckwerten stellen die Lasertrabekuloplastiken (Selektive LT, Argon LT oder Pattern LT) ein Verfahren dar, den Augendruck ein wenig zu senken und Zeit zu gewinnen. Die Zyklofotokoagulation in Kurznarkose scheint oft eine verlockende Alternative zu sein. Da aber nicht selten wiederholte Laserbehandlungen notwendig sind, bis der Zieldruck erreicht wird, stellt es sich im späteren Krankheitsverlauf dann zunehmend als Belastung heraus. Des Weiteren darf das Risiko der Zyklofotokoagulation mit Induktion einer intraokularen Entzündung, postinterventioneller Drucksteigerung oder Übergang in eine (Prä-)Phthise nicht unterschätzt

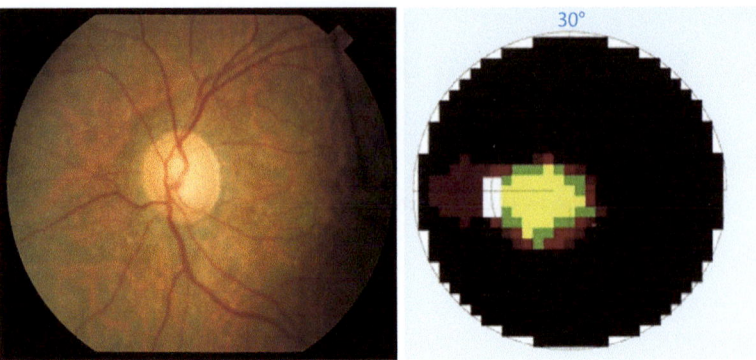

■ **Abb. 22.1** Papillenfotografie und Gesichtsfeld

werden. Bei Monokelsituation ist somit auch bei betagten Patienten äußerste Vorsicht geboten. Die Option der chirurgischen Behandlung des Glaukoms bei betagten Patienten sollte anhand des Stadiums des Glaukoms, der Progression in den letzten Jahren, der Lebenserwartung unter Berücksichtigung des Gesundheitszustandes, der „Quality of Life" des Patienten und nicht zuletzt auch an der „Quality of Life" der Betreuungsperson evaluiert werden. Vor einem Entscheid müssen die Lebensumstände des Patienten durchleuchtet werden. Im Falle eines chirurgischen Eingriffes muss die Gewährleistung bestehen, dass die intensive postoperative Tropftherapie und der regelmäßige Gang in die Nachkontrolle gewährleistet sind. Zur Beurteilung der Gesamtsituation ist es deshalb von großem Vorteil, wenn die betagten Patienten in Begleitung einer Vertrauensperson oder des Ehepartners in der Sprechstunde erscheinen oder wenn ein Schreiben des Hausarztes vorliegt.

Neben einer individuellen Analyse der Gesamtsituation des Patienten als Beurteilungsgrundlage, verlangt die Entscheidung für die Glaukombehandlung bei einem betagten Patienten auch den Mut des Arztes, je nach Situation am einzigen Auge noch einen chirurgischen Eingriff durchzuführen oder auch von einer chirurgischen Behandlung abzuraten, wenn tatsächlich die perioperativen Risiken zu groß oder belastend sind.

22

Kataraktoperation als Drucksenkung bei Kapselhäutchen und Kapselhäutchenglaukom?

J. Stürmer

M. Thiel, W. Bernauer, M. Zürcher Schüpfer, M. Schmid (Hrsg.), *Fallbeispiele Augenheilkunde*,
DOI 10.1007/978-3-642-42219-5_23, © Springer-Verlag Berlin Heidelberg 2013

■ Klinischer Fall

Eine 84-jährige Patientin wird im Juni 2010 wegen Druckdekompensation bei Kapselhäutchenglaukom links zugewiesen. Anamnestisch war das Glaukom schon seit 20 Jahren bekannt und mit topischer Therapie und einer ALT behandelt. Im Jahr 2002 war an beiden Augen eine problemlose Phako/HKL via clear Cornea Inzision durchgeführt worden. Nach diesem Eingriff war der Druck über 2–3 Jahre ohne drucksenkende Therapie in einem akzeptablen Bereich, später dann bestanden immer wieder Druckspitzen bis 32 mmHg, vor allem am linken Auge, und die Patientin entwickelte eine toxisch/allergische Reaktion auf Benzalchoniumchlorid. Im Jahr 2009 bemerkte die Patientin subjektiv einen Gesichtsfeldausfall links, eine Gesichtsfelduntersuchung wurde nie durchgeführt (!).

■ Abklärung und Intervention

Bei der Erstkonsultation betrug der Druck am rechten Auge 18 mmHg, am linken Auge 28 mmHg (unter der Therapie mit Cosopt S 2 x 1 Tr. beidseits sowie Trusopt 3 x 1 Tr. nur links). An der Spaltlampe zeigte sich ein **Kapselhäutchen** beidseits sowie eine deutliche **Pseudophakodonesis** links. Die Papillen sind beidseits klein, die Cup/Disk ratio betrug rechts 0,6, links 0,9 (◻ Abb. 23.1a, b). Die Perimetrie mit Programm dG2 Octopus zeigte rechts einen mäßigen diffusen Gesichtsfeldschaden und links einen fortgeschrittenen Schaden mit absolutem Bogenskotom im nasal unteren Gesichtsfeld sowie einem nasalen Sprung (◻ Abb. 23.2a, b).

■ Verlauf

Der Patientin wurde links eine fistulierende Operation empfohlen, die sie nach einigem Hin und Her dann im September 2010 bei einem inzwischen trotz ausgebauter drucksenkender Therapie auf 40 mmHg angestiegenem Druck durchführen ließ. Der postoperative Verlauf war problemlos, es zeigte sich allerdings am rechten Auge trotz maximaler topischer Therapie eine Druckdekompensation auf 22 mmHg. Einen drucksenkenden Eingriff (Trabekulektomie oder Cyclophotokoagulation) lehnte die Patientin kategorisch ab. Im Dezember 2012 erfolgte erneut eine notfallmäßige Zuweisung wegen Druckdekompensation am rechten Auge auf Werte bis 52 mmHg und deutlicher Visusreduktion auf 0,3 (war 0,9 vor 2 Jahren). Auch am rechten Auge wurde eine erfolgreiche fistulierende Operation quasi notfallmäßig durchgeführt, und der Visus erholte sich wieder auf 0,7 bei allerdings deutlich progredientem Papillenschaden. Am linken Auge besteht nach wie vor ein gut eingestellter Druck (9–11 mmHg) ohne drucksenkende Therapie, es zeigt sich aber eine leichte Dezentrierung der Hinterkammerlinse mitsamt des Kapselsackes nach temporal inferior.

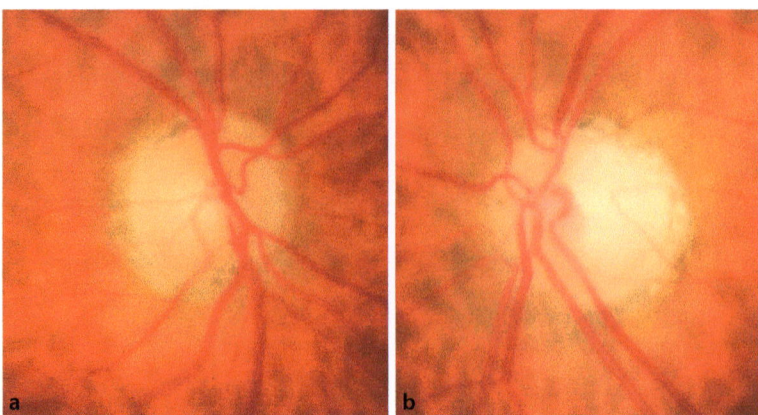

■ **Abb. 23.1a, b** Papillenbefunde Juni 2010. Beide Papillen sind eher klein. Die rechte Papille **a** hat gegenüber der linken Papille **b** eine deutlich geringere Exkavation und auch die Blässe der linken Papille ist auffällig

■ **Diskussion**

Bei älteren Patienten mit **Kapselhäutchen** und **Kapselhäutchenglaukom** unter medikamentöser Therapie wird immer wieder versucht, eine Druckreduktion durch eine Kataraktoperation zu erreichen. Bei Patienten mit Pseudoexfoliation ohne Glaukom kann nach einer alleinigen Kataraktoperation während mehreren Jahren ein leichter (1–2 mmHg) drucksenkender Effekt in retrospektiven und prospektiven Studien nachgewiesen werden. Dieser drucksenkende Effekt einer alleinigen Kataraktoperation scheint bei Patienten mit Kapselhäutchen grösser zu sein, als bei Patienten ohne Pseudoexfoliation. Der drucksenkende Effekt beruht wahrscheinlich auf der während der Kataraktoperation durchgeführten Spülung mit Irrigationsflüssigkeit des Trabekelmaschenwerkes. Bei Patienten mit Kapselhäutchenglaukom besteht auch eine ähnliche drucksenkende Wirkung, die retrospektiv jedoch nur 1 Jahr nachweisbar ist. Gegenüber einer kombinierten Katarakt/Glaukomoperation ist der drucksenkende Effekt jedoch eher gering. Da nach einer Kataraktoperation postoperative Druckspitzen von > 30 mmHg bei Patienten mit Kapselhäutchenglaukom deutlich häufiger sind als bei Patienten mit Kapselhäutchen ohne Glaukom, sollte hier besonders Wert auf eine drucksenkende Prophylaxe sowie auf eine engmaschige postoperative Druckkontrolle gelegt werden.

Bei Pseudoexfoliation ohne Glaukom kann eine alleinige Kataraktoperation längerfristig den Druck um wenige mmHg senken. Da bei schon bestehendem Pseudoexfoliationsglaukom nur kurzfristig ein leichter drucksenkender Effekt bei allerdings deutlich erhöhtem Risiko von postoperativen Druckspitzen erreicht werden kann, ist hier einer kombinierten Katarakt/Glaukomoperation oder einem geplanten zwei-zeitigen Verfahren (zuerst Kataraktoperation und 2–3 Monate später Glaukomoperation) der Vorzug zu geben. Eine alleinige Kataraktoperation bei einem Glaukompatienten sollte wenn immer möglich über eine clear Cornea Inzision erfolgen, um die Bindehaut für den später nötigen Glaukomeingriff zu schonen.

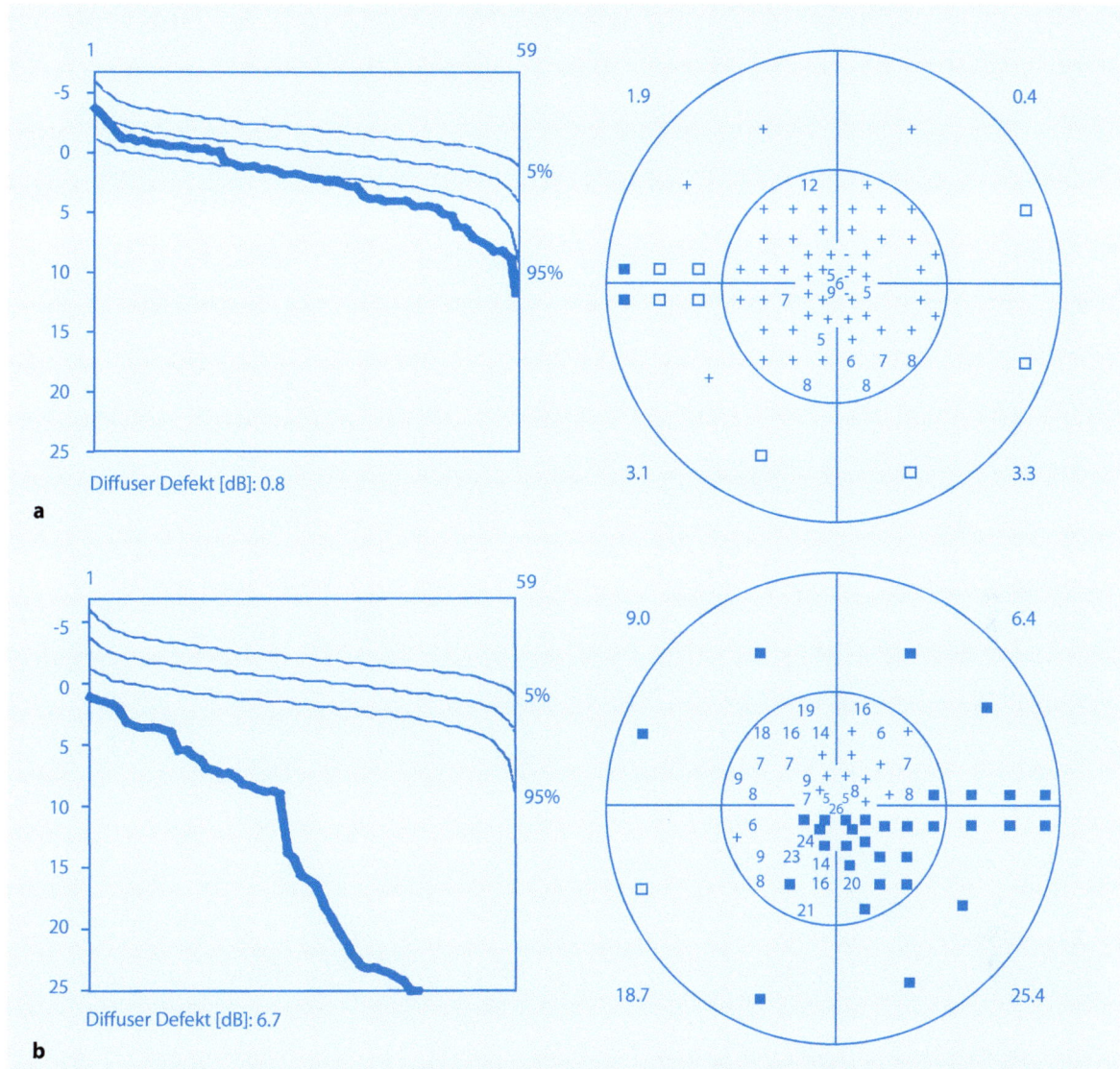

Abb. 23.2a, b Gesichtsfeldbefunde Juni 2010 (Programm dG2, Octopus). Während am rechten Auge (**a**) nur eine leichte diffuse Einschränkung der Lichtunterschiedsempfindlichkeit besteht, zeigt das linke Auge (**b**) einen deutlichen glaukomatösen Gesichtsfeldausfall mit einem absoluten Bogenskotom in der unteren Hälfte und mäßiggradigen diffusen Veränderungen der restlichen Gesichtsfeldanteile

Literatur

Damji KF et al (2006) Intraocular pressure following phacoemulsification on patients with an without exfoliation syndrome: a 2 year prospective study. B J Ophthalmol 90:1014–1018

Shingleton BJ et al (2008) Effect of phacoemulsification on intraocular pressure in eyes with pseudoexfoliation. Single surgeons series. J Cataract Refract Surg 34:1834–1841

Shingleton BJ et al (2011) Combined cataract and trabeculectomy surgery in eyes with pseudoexfoliation glaucoma. J Cataract Refract Surg 37:1961–1970

Pigmentdispersion: Pro- und Contra YAG-Iridotomie

J. Stürmer

M. Thiel, W. Bernauer, M. Zürcher Schüpfer, M. Schmid (Hrsg.), *Fallbeispiele Augenheilkunde*,
DOI 10.1007/978-3-642-42219-5_24, © Springer-Verlag Berlin Heidelberg 2013

- **Klinischer Fall**

Ein 30-jähriger stark myoper (rechts −9,0 Dpt, links −8,0 Dpt) Mann wurde 1996 mit der Fragestellung einer YAG-Iridotomie bei Pigmentdispersionssyndrom zugewiesen. In der Anamnese besteht eine Migräne mit 4–6 Anfällen pro Jahr, sonst ist der Patient beschwerdefrei.

- **Abklärungen und Intervention**

Neben der hohen Myopie besteht eine **deutliche Iristransillumination**, eine **typische Krukenbergspindel** (Abb. 24.1) sowie ein **inverser Pupillarblock** an beiden Augen. Der Kammerwinkel ist zirkulär weit offen und stark pigmentiert. Der Druck beträgt ohne drucksenkende Therapie beidseits 19 bis 20 mmHg applaniert. Die Papillen sind beidseits eher klein, myop konfiguriert, die Cup/Disk ratio beträgt rechts 0,2 bis 0,3, links 0,4, der neuroretinale Randsaum ist vital, es besteht eine deutliche peripapilläre Atrophie (Abb. 24.2a, b). Die computerisierte statische Perimetrie mit Programm G2 des Octopus zeigt Normalbefunde.

Bei der Diagnose eines Pigmentdispersionssyndroms ohne Hinweis auf Glaukom bei allerdings mehreren Risikofaktoren für eine Progression zum Pigmentglaukom (Myopie, vasospastische Dysregulation, Papillenasymmetrie, grenzwertiger intraokularer Druck) wurden folgende Optionen erwogen: Abwarten und beobachten, medikamentöse Drucksenkung und/oder YAG-Iridotomie. Nach dem damaligen Stand der Literatur entschied man sich zur beidseitigen YAG-Iridotomie, die problemlos (ohne wesentliche Druckspitzen) durchgeführt wurde. Rationale für die Behandlung war die noch stark aktive Pigmentausschwemmung durch den inversen Pupillarblock bei noch aktiver Akkomodation und damit wahrscheinlich nicht erfasste Druckspitzen.

- **Verlauf**

Nach der erfolgreichen YAG-Iridotomie beidseits wurde der Patient initial mit 4 % Pilogel nachts behandelt, später (nachdem das Pilogel nicht mehr im Handel war) war nur noch am rechten Auge eine drucksenkende Behandlung mit einem Prostaglandinderivat nötig. Der Druck betrug 10 Jahre später unter der obigen Therapie rechts 17 mmHg, links 16 mmHg. Sowohl das Gesichtsfeld (Abb. 24.3a, b) als auch die Papille zeigten keine Veränderung.

- **Diskussion**

Während vom pathogenetischen Mechanismus der Pigmentdispersion und des daraus sich entwickelnden Pigmentglaukoms die YAG-Iridotomie mit Aufhebung des inversen Pupillarblocks eindeutig sinnvoll erscheint, ist bis heute der Beweis nicht erbracht, dass diese Maßnahme den Krankheitsverlauf günstig beeinflusst. Die prospektive Studie von Gandolfi und Vecci zeigte bei einer einseitigen Behandlung bei 21 Patienten, dass bei 11 unbehandelten Augen

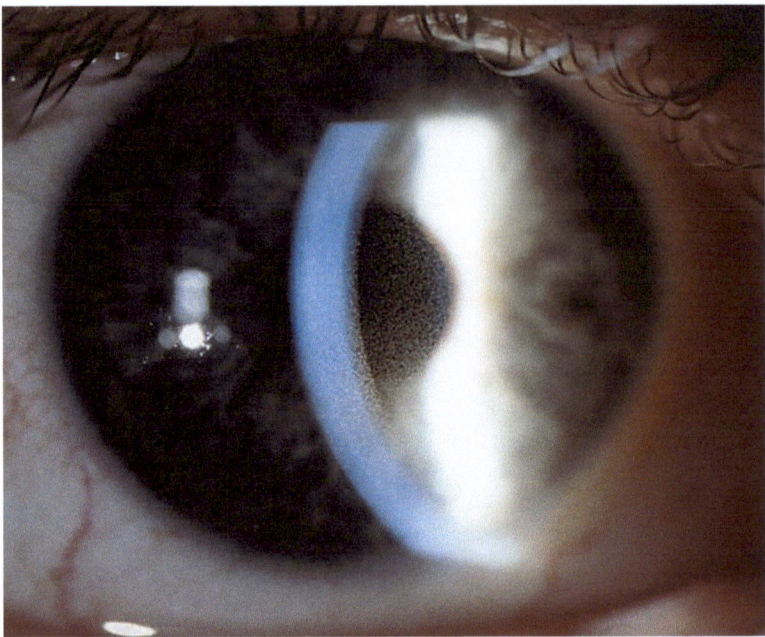

■ **Abb. 24.1** Vordere Bulbusabschnitte des Patienten, rechtes Auge. Typische Krukenbergspindel am Endothel, trotz durchgängiger YAG-Laser-Iridotomie immer noch sehr tiefe Vorderkammer, Iris allerdings plan und nicht mit inverser Konkavität

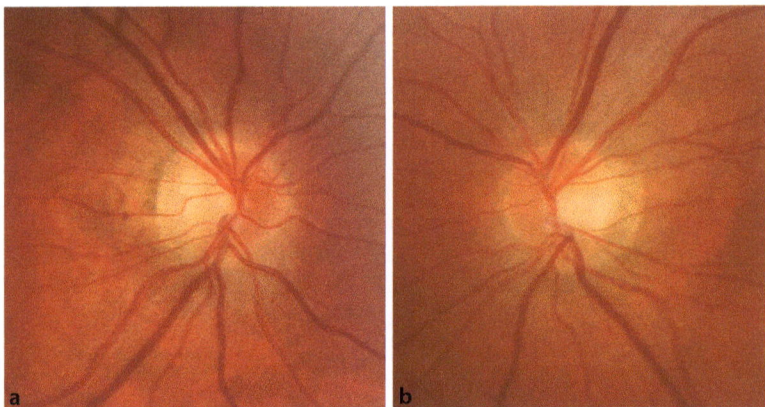

■ **Abb. 24.2a, b** Papillen des Patienten beidseits. Die rechte Papille (**a**) ist deutlich weniger als die linke Papille (**b**) exkaviert. Beide Papillen sind myop konfiguriert und zeigen eine deutlich peripapilläre Atrophie, der neuroretinale Randsaum ist vital

(52,3 %) gegenüber nur einem (4,7 %) der behandelten Augen in den nächsten 2 Jahren ein Druckanstieg von mehr als 5 mmHg auftrat. Die Druckreduktion war nach der Behandlung mit 4,6 mmHg gegenüber den unbehandelten Augen mit 3,2 mmHg jedoch nicht signifikant. Es bestand eine inverse Altersabhängigkeit des drucksenkenden Effektes. Diese Altersabhängigkeit hängt mit der Akkomodationsfähigkeit zusammen, da der inverse Pupillarblock unter Akkomodation am ausgeprägtesten ist. Eine neuere, größere randomisierte prospektive Studie bei insgesamt 116 Pigmentdispersionspatienten mit okulärer Hypertension konnte keinen positiven Einfluss der YAG-Iridotomie auf das Gesichtsfeld oder den Beginn einer medikamentösen drucksenkenden Therapie zeigen. Ganz im Gegenteil besteht sogar eine Tendenz, dass die YAG-Iridotomie

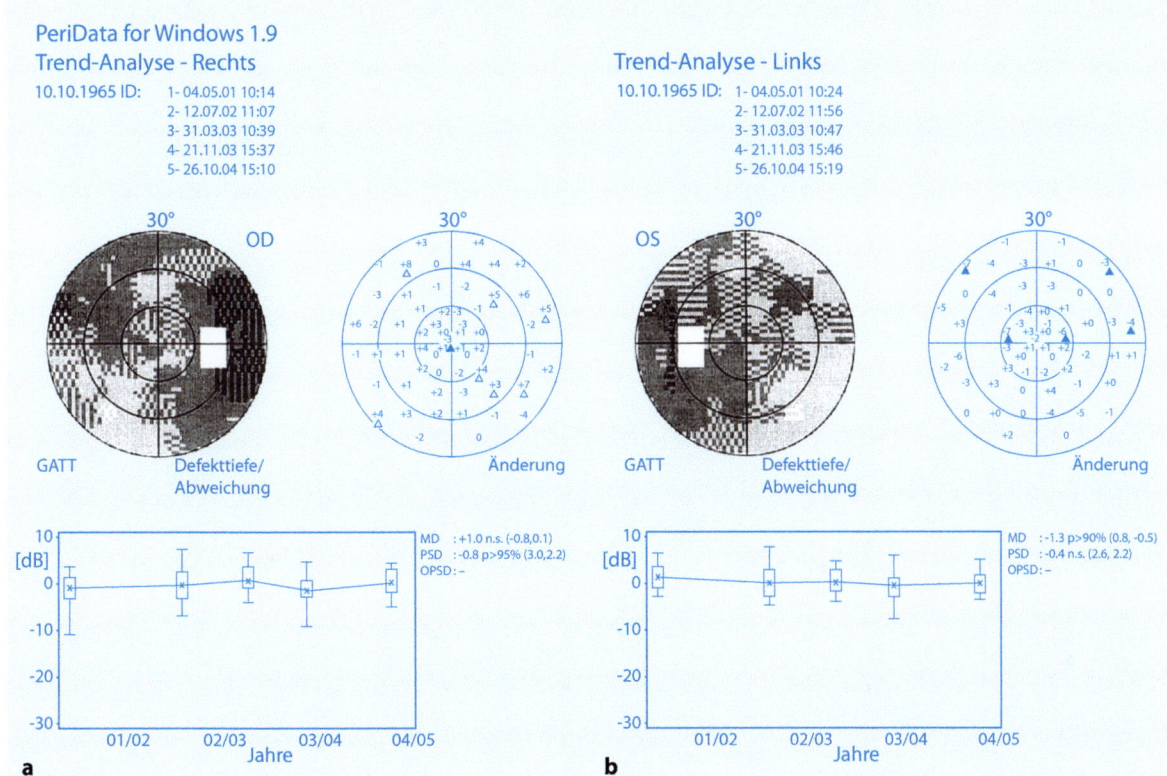

PeriData for Windows 1.9
Trend-Analyse - Rechts

10.10.1965 ID: 1- 04.05.01 10:14
                  2- 12.07.02 11:07
                  3- 31.03.03 10:39
                  4- 21.11.03 15:37
                  5- 26.10.04 15:10

Trend-Analyse - Links

10.10.1965 ID: 1- 04.05.01 10:24
                  2- 12.07.02 11:56
                  3- 31.03.03 10:47
                  4- 21.11.03 15:46
                  5- 26.10.04 15:19

a   **b**

◻ **Abb. 24.3a, b** Gesichtsfeldverlauf beider Augen 2001–2004. In der punktweisen linearen Regressionsanalyse zeigt sich im Verlauf weder am rechten (**a**) noch am linken (**b**) Auge eine eindeutige Veränderung bei normalem Gesichtsfeld und typischen homologen Schwankungen

einen negativen Einfluss auf den Krankheitsverlauf hat (8 Augen mit Laser – 15 % – gegenüber 3 Augen – 6 % – ohne Laser zeigten nach 3 Jahren eine Gesichtsfeldprogression).

Eine YAG-Laser-Iridotomie bei einem Patienten mit Pigmentdispersion ohne Hinweise auf Drucksteigerung könnte bei einem jungen, noch akkommodationsfähigen Patienten den Krankheitsverlauf positiv beeinflussen. Bei schon bestehender okulärer Hypertension oder sogar Glaukom und bei Patienten über 40 Jahren besteht sicher kein positiver, wenn nicht sogar ein negativer Effekt auf den Krankheitsverlauf. Die Indikation zur YAG-Laser-Iridotomie bei einem Patienten mit Pigmentdispersion sollte deshalb sehr zurückhaltend gestellt werden.

Literatur

Gandolfi SA, Vecchi M (1996) Effect of a YAG Laser Iridotomy on Intraocular Pressure in Pigment Dispersion Syndrome. Ophthalmology 103:1693–1695

Liu L, Ong EL, Crowston J (2011) The Concave Iris in Pigment Dispersion Syndrome. Ophthalmology 118:66–70

Scott A et al. YAG Laser Peripheral Iridotomy for the Prevention of Pigment Dispersion Glaucoma

Massive Progredienz des Glaukoms trotz „guter" Druckeinstellung

J. Stürmer

M. Thiel, W. Bernauer, M. Zürcher Schüpfer, M. Schmid (Hrsg.), *Fallbeispiele Augenheilkunde*,
DOI 10.1007/978-3-642-42219-5_25, © Springer-Verlag Berlin Heidelberg 2013

- **Klinischer Fall**

Bei einer heute 76-jährige Patientin wurde 1997 ein Kapselhäutchenglaukom (rechts mehr als links) diagnostiziert und mit einer medikamentösen Dreifachtherapie behandelt. Bei einem am rechten Auge weit fortgeschrittenen Gesichtsfeld- und Papillenschaden wurde sie dann 2001 bei einem Druck von 18 mmHg applaniert zur Trabekulektomie zugewiesen.

- **Abklärungen und Intervention**

Bei der Untersuchung im Juli 2001 bestand am rechten Auge ein Visus von 1,0 p, am linken Auge 1,0. Es konnte ein relatives Afferenzdefizit rechts gezeigt werden. Der Druck betrug am rechten Auge unter der Therapie mit Alphagan 2 x 1, Cosopt 2 x 1 sowie Xalatan 1 x 1 18 mmHg, am linken Auge unter der gleichen Therapie 12 mmHg. Es bestand ein Kapselhäutchen rechts >> links, an beiden Augen bestand auch eine follikuläre Konjunktivitis. Beide Linsen zeigten eine geringe Kernsklerose. Die Papille war am rechten Auge stark glaukomatös exkaviert (Cup/Disk ratio 0,9). Am linken Auge zeigte sich eine hochovale Exkavation (Cup/Disk ratio 0,3–0,4) (◘ Abb. 25.1) Die Gesichtsfeldbefunde zeigten zu diesem Zeitpunkt auch einen stark asymmetrischen Schaden (◘ Abb. 25.2). Es wurde die Indikation zur Trabekulektomie rechts gestellt, die dann problemlos durchgeführt wurde. Am rechten Auge musste 2003 eine Kataraktoperation durchgeführt werden. Der Druck betrug in den folgenden Jahren (2003 bis 2012) am rechten Auge ohne Therapie 8–10 mmHg, am linken Auge unter Cosopt 2 x 1 und Xalatan 1 x 1 zwischen 8 und 14 mmHg, maximal 15 mmHg.

- **Verlauf**

Im September 2012 erfolgte eine erneute Zuweisung wegen funktioneller und morphologischer Progression links zur Beurteilung. Bei der Konsultation am 10.09.2012 bestand an beiden Augen eine volle Sehkraft (Visus 1,0). Die Applanationstonometrie zeigte rechts 6 mmHg, links 12 mmHg (unter der Therapie mit Cosopt 2 x 1 sowie Xalatan 1 x 1 bds). Die Ultraschall-Pachymetrie betrug rechts 443 µm (±1,8) und links 457 µm (±2,6), der Druck mit dem Pascal-Tonometer war rechts 10,4 mmHg (OPA 1,5 mmHg) und links 15,5 mmHg (OPA 2,4 mmHg). Am rechten Auge bestand ein schönes Filterkissen und eine reizfreie Pseudophakie, links ein deutliches Kapselhäutchen sowie eine beginnende Kernsklerose. Die Papille war am rechten Auge fast randständig exkaviert, am linken Auge bestand ebenfalls ein fortgeschrittener Papillenschaden (◘ Abb. 25.3). Das mitgebrachte Gesichtsfeld (◘ Abb. 25.4) zeigte am rechten Auge einen fortgeschrittenen glaukomatösen Gesichtsfeldausfall, am linken Auge bestand ebenfalls ein fortgeschrittener, allerdings nicht so ausgeprägter

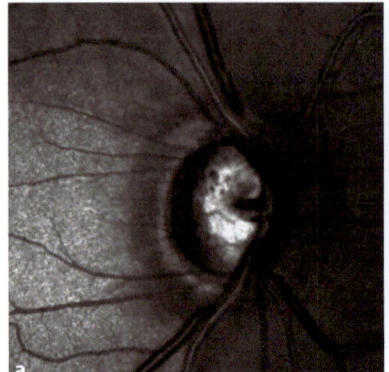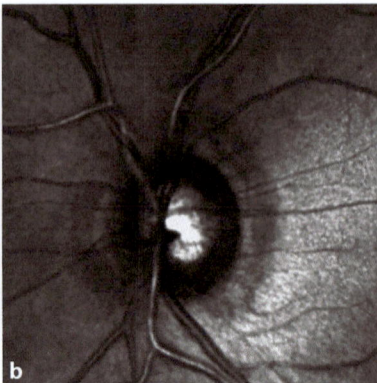

◘ **Abb. 25.1a, b** HRT-II beidseits 2001. Beide Papillen sind normal groß. Die rechte Papille (**a**) zeigt einen weit fortgeschrittenen Glaukomschaden, die linke Papille (**b**) hat eine hochovale Exkavation und noch eine gute neuroretinale Randzone

Gesichtsfeldausfall. Es wurde die Indikation zur Trabekulektomie gestellt, die dann auf Wunsch der Patientin erst im Dezember 2012 durchgeführt wurde.

■ **Diskussion**

Bei einer älteren Patientin mit einem asymmetrischen Kapselhäutchenglaukom wurde vor mehr als 10 Jahren am stärker betroffenen rechten Auge eine erfolgreiche filtrierende Operation durchgeführt, später war dann noch eine Kataraktoperation nötig, der Druck war aber immer im hohen einstelligen Bereich ohne drucksenkende Therapie. Dass der Patientin dann bei der Konsultation im September 2012 wieder am rechten Auge eine drucksenkende Therapie appliziert wurde, war ein Missverständnis. Die Therapie konnte am rechten Auge wieder abgesetzt werden. Am linken Auge kam es im Laufe von 10 Jahren trotz ständiger Betreuung durch den Augenarzt zu einer massiven Progression. Dies verdeutlicht einmal mehr, dass der erste Gesichtsfeldausfall nicht der Beginn der Glaukomkrankheit ist, sondern der Anfang vom Ende. Neben dem Alter der Patientin spielen verschiedene Risikofaktoren für die Progression eine sich leider nicht nur in diesem Fall potenzierende Rolle: Erstens das Kapselhäutchen selbst als prognostisch ungünstiger Faktor, zweitens die sicher verminderte Compliance der Patientin (Applikation der Tropfen beidseits), drittens eine Druckmessung mit der Applanationstonometrie, die durch eine veränderte Rigidität des Auges und eine deutlich reduzierte Hornhautdicke falsch tiefe Werte gezeigt hat, viertens die Untersuchung des Gesichtsfeldverlaufes zwar regelmäßig und mit dem richtigen Programm (G2 Octopus), aber mit der für einen Glaukomverlauf zwar oft gebrauchten, aber zu ungenauen TOP-Strategie (ähnlich SITA-fast) und zuletzt, aber nicht unbedeutend, durch eine überbehandelte arterielle Hypertonie mit passageren Blutdruckabfällen auf Werte unter 100 mmHg systolisch. Eine regelmäßige Untersuchung der Papillenmorphologie mit dem HRT-II oder mit einem OCT hätte sicher in diesem Fall früher die deutliche morphologische Progression links beweisen können. Schlussendlich kommt hinzu, dass für einen operativ tätigen Glaukomspezialisten nicht nachvollziehbar ist, warum nach einer erfolgreichen Operation am ersten Auge die Operation am zweiten Auge mehr als 10 Jahre hinausgezögert wird. Bei einer beidseitigen Katarakt würde man doch auch nach einer erfolgreichen Operation des ersten Auges nicht lange zögern, das zweite ebenfalls betroffene Auge zu operieren? Dieser Fall bestätigt auch einmal mehr, dass die Glaukompatienten leider oft zu spät zur Operation kommen.

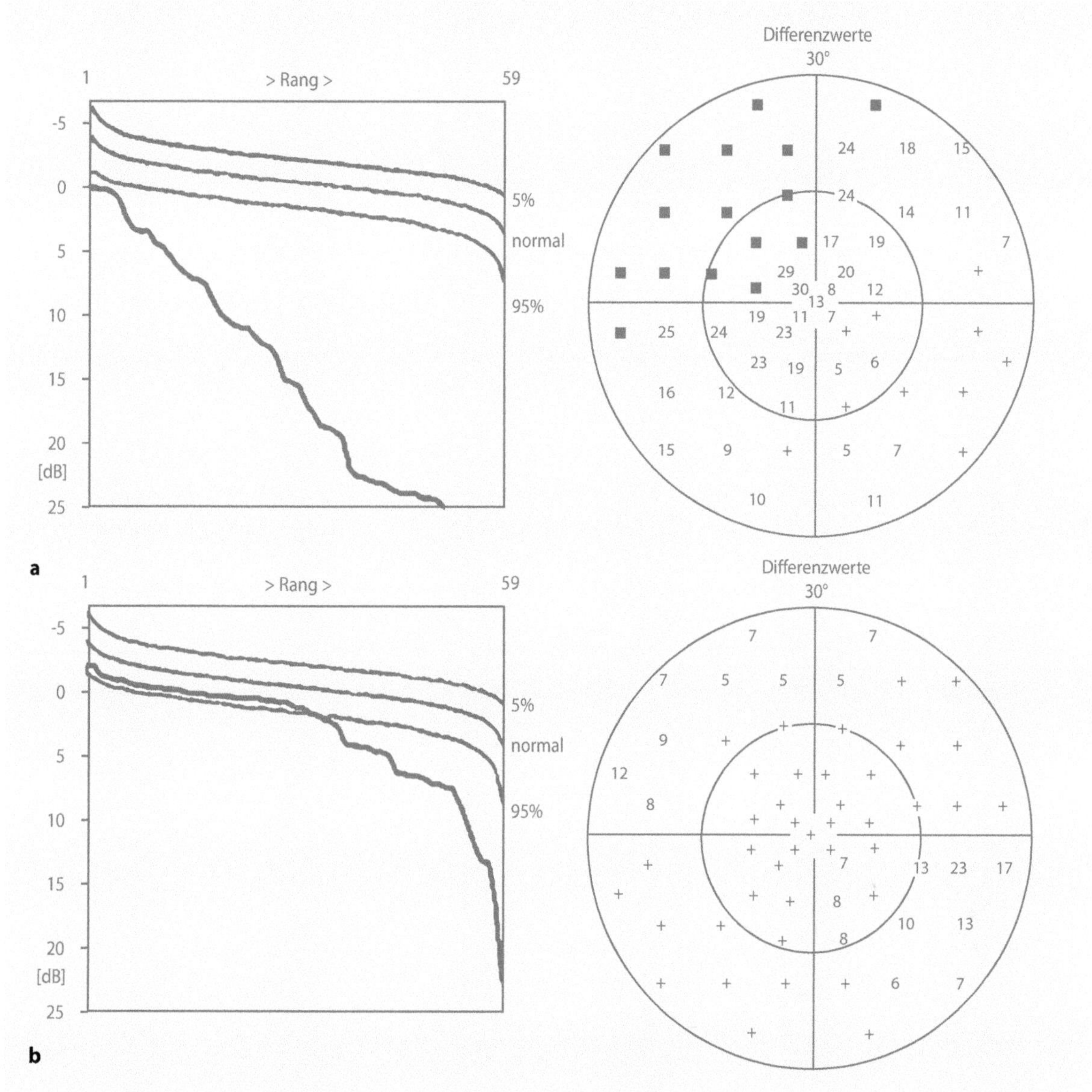

a

1 > Rang > 59

-5
0
5
10
15
20 [dB]
25

5%
normal
95%

Differenzwerte
30°

24 18 15
24
14 11
17 19   7
29 20   +
30 8 12
13
19 11 7 +
25 24 23 +   +
23 19 5 6
16 12   + + +
11 +
15 9 + 5 7 +
10   11

b

1 > Rang > 59

-5
0
5
10
15
20 [dB]
25

5%
normal
95%

Differenzwerte
30°

7   7
7 5 5 5 + +
9 + + + +
12 + + + + +
8 + + + + +
+ + + + +
+ 7 13 23 17
+ + 8 +
+ + 10 13
8
+ + + + 6 7
+   +

□ Abb. 25.2a, b Gesichtsfeldbefunde 2001 (tG2, Octopus, TOP-Strategie). Während am rechten Auge (**a**) ein deutlicher glaukomatöser Gesichtsfeldausfall mit absolutem Bjeruumskotom nasal oben und relativem Bjerrumskotom nasal unten besteht, zeigt sich am linken Auge (**b**) nur ein relatives Bogenskotom nasal unten mit nasalem Sprung. Die relativen Ausfälle temporal oben sind unspezifisch

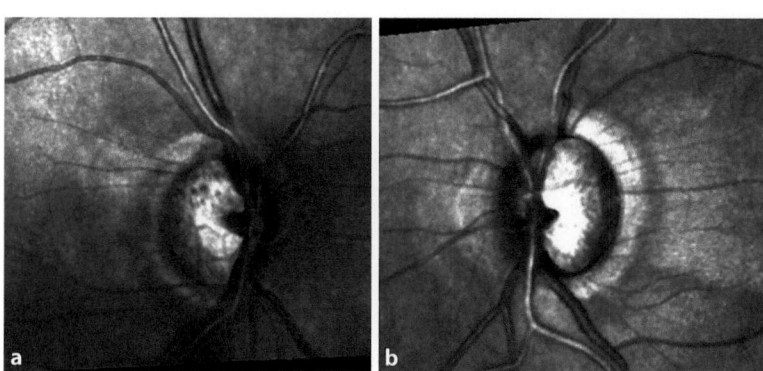

□ Abb. 25.3a, b HRT-II beidseits 2012. Die rechte Papille (**a**) zeigt eine weitere, wenn auch nur sehr geringe Progression. An der linken Papille (**b**) ist inzwischen ein massiver glaukomatöser Papillenschaden mit Randkerben superior und inferior entstanden. Ebenfalls sichtbar sind die Nervenfaserbündeldefekte temporal superior und inferior

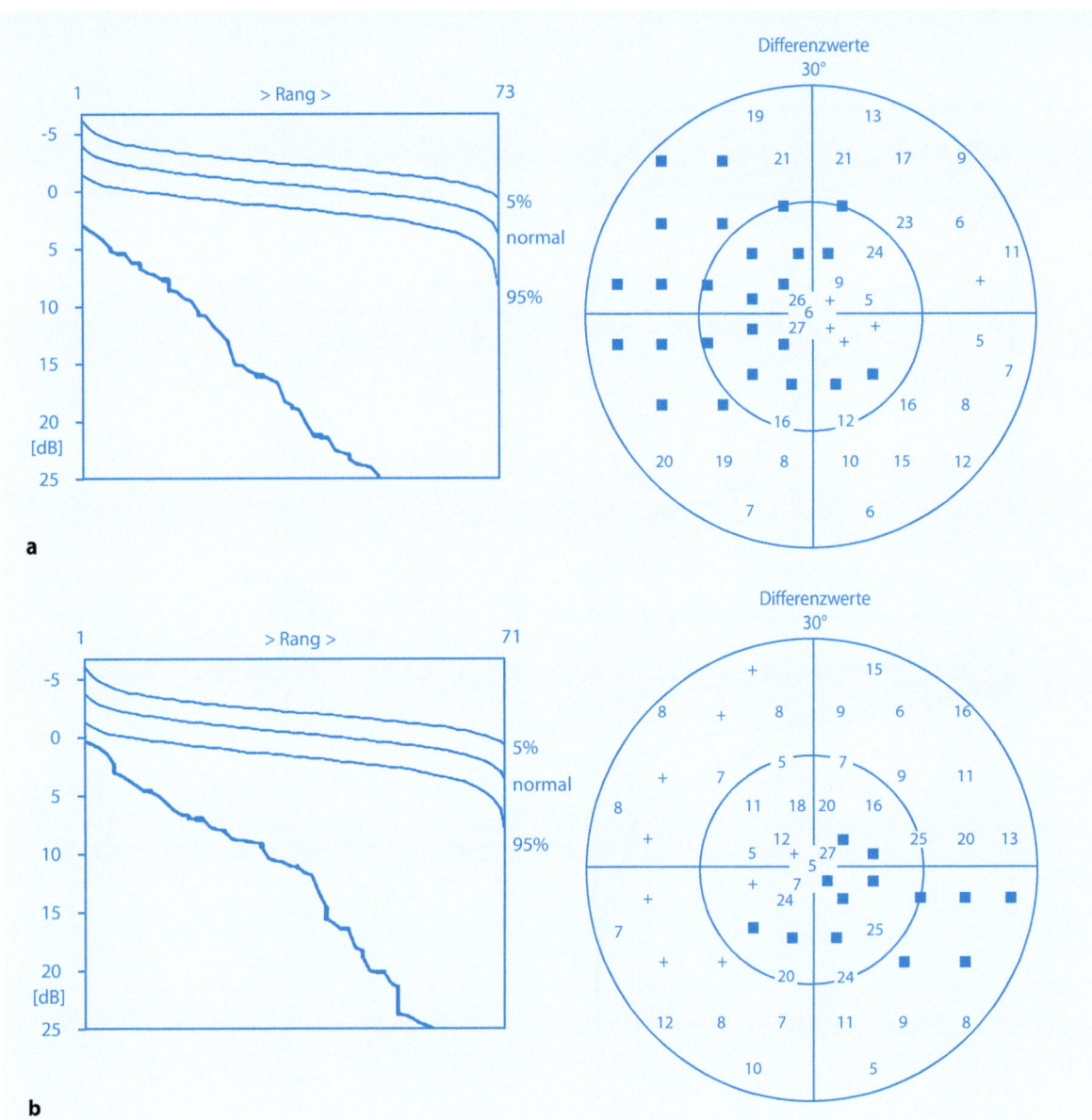

Abb. 25.4a, b Gesichtsfeldbefunde 2012 (dG2, Octopus, dynamische Strategie). Am rechten Auge (**a**) besteht eine leichte Zunahme der Gesichtsfeldausfälle vor allem nasal inferior. Der vormals tiefe relative Ausfall ist nun teilweise absolut. Am linken (**b**) Auge besteht eine massive Zunahme der Gesichtsfeldausfälle. Der ehemals relative Ausfall nasal unten ist nun absolut geworden, zusätzlich besteht in der oberen Gesichtsfeldhälfte ein relatives Bogenskotom

Literatur

Ernest PJ et al (2013) An evidence-based review of prognostic factors for glaucomatous visual field progression. Ophthalmology 120:512–519

Schlötzer-Schrehardt U et al (2012) LOXL1 deficiency in the lamina cribrosa as candidate susceptibiliy factor for a pseudoexfoliation-specific risk of glaucoma. Ophthalmology 119:1832–1843

Retina

Akuter Verschluss der A. centralis retinae

K. Landau

M. Thiel, W. Bernauer, M. Zürcher Schüpfer, M. Schmid (Hrsg.), *Fallbeispiele Augenheilkunde*,
DOI 10.1007/978-3-642-42219-5_26, © Springer-Verlag Berlin Heidelberg 2013

▪ Klinischer Fall

Eine 62-jährige Taxi-Chauffeuse meldete sich an einem Sonntag im September 1996 um 13 Uhr vormittags in der Notfallstation der Universitäts-Augenklinik Zürich, weil sie zwei Stunden zuvor nach dem Erwachen eine **praktisch vollständige schmerzlose Erblindung** des rechten Auges wahrnahm. Sie berichtete, dass sie in der vergangenen Nacht bis 4 Uhr gearbeitet habe ohne jegliche vorangehenden Symptome. Der Zeitpunkt der Erblindung konnte somit nicht genau eruiert werden, die Erblindung muss zwischen minimal 2 und maximal 9 Stunden bestanden haben.

▪ Abklärung und Intervention

Die Sehschärfe rechts betrug Fingerzählen in 1 m und fingerperimetrisch blieb nur eine kleine temporale Gesichtsfeldinsel übrig, links war der Visus 1,0 und das Gesichtsfeld normal. Die Pupillen waren isokor mit ausgeprägtem relativem Pupillendefizit rechts im Wechselbeleuchtungstest. Bei der Fundus-Untersuchung konnten die klassischen Zeichen eines **akuten Verschlusses der A. centralis retinae** mit einem angedeuteten kirschroten Fleck in der Makula und sehr enggestellten retinalen Arteriolen rechts festgestellt werden.

Die Patientin wurde über die vermutlich schlechte Prognose in Bezug auf die Sehfunktion des rechten Auges aufgeklärt und darauf hingewiesen, dass eine nicht evidenzbasierte Behandlungsmöglichkeit besteht – die intraarterielle Fibrinolyse der A. ophthalmica. Für sie war es essentiell, weiter als Taxi-Chauffeuse arbeiten zu können, weshalb sie sich trotz möglicher Risiken für die experimentelle Therapie entschied. Um 16 Uhr nachmittags konnten die Neuroradiologen mit der Fibrinolyse beginnen: In Lokalanästhesie wurde ein Katheter von inguinal her über die Aorta, die rechte A. carotis communis und die zu 90 % stenosierte A. carotis interna bis in die rechte A. ophthalmica vorgeschoben. Insgesamt wurden lokal während 70 min 1.000.000 Einheiten Urokinase appliziert (■ Abb. 26.1). Bereits während der Behandlung meldete die Patientin eine Verbesserung der Sehkraft. Am nächsten Tag konnte rechts ein Visus von 1,0 erhoben werden. In der kinetischen Perimetrie nach Goldmann fand sich lediglich ein vorwiegend nasal unten lokalisierter Ausfall (■ Abb. 26.2). In der Folge entwickelte sich am Fundus eine leichte Optikusatrophie (■ Abb. 26.3).

▪ Verlauf

Nach anfänglicher Liqueminisierung wurde zehn Tage später eine Endarterektomie der rechten A. carotis interna durchgeführt. Die Patientin kehrte nach einem kurzen krankheitsbedingten Ausfall zu ihrem Beruf zurück.

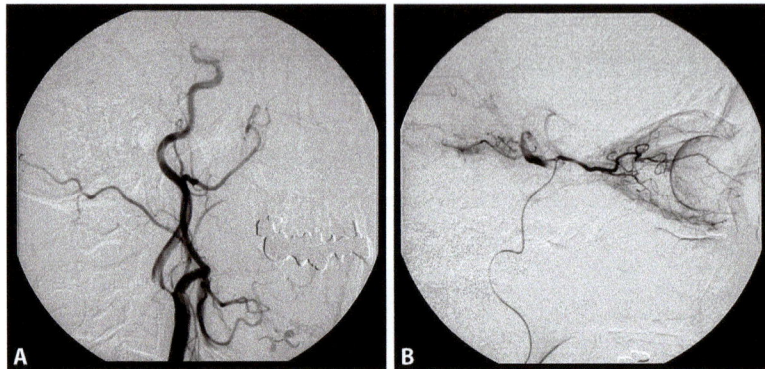

🔲 **Abb. 26.1a, b** Seitliche Darstellung unmittelbar vor und nach der intraarteriellen Fibrinolyse: Um 16:25 stellt sich die rechte A. carotis interna dar bis zum Siphon, die A. ophthalmica kommt nicht zur Darstellung (**a**). Um 17:35 liegt der Katheter am Abgang der A. ophthalmica, und das Kontrastmittel verteilt sich am Auge mit einer gut sichtbaren Sichel, dem *„choroidal blush"*, am Augenhintergrund (**b**)

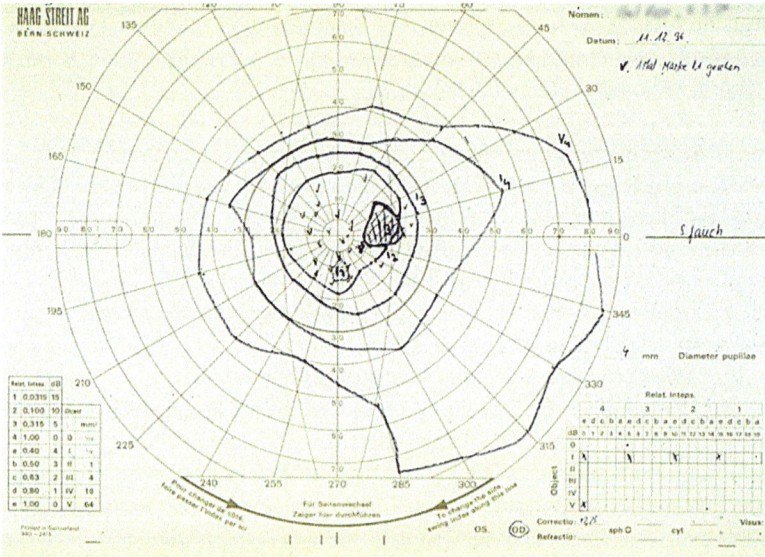

🔲 **Abb. 26.2** Kinetische Perimetrie nach Goldmann des rechten Auges, drei Monate nach dem Verschluss der rechten A. centralis retinae. Mit dem wiedererlangten Visus von 1,0 und normalen Befunden am linken Auge erfüllt die Patientin die Anforderungen zum Führen eines Fahrzeugs

■ **Diskussion**

Diese eindrückliche Erfolgsgeschichte darf nicht darüber hinwegtäuschen, dass die Fragen um die optimale Behandlung von Patienten mit akutem Zentralarterienverschluss nach wie vor ungelöst sind. Wäre dieselbe Patientin 17 Jahre später gekommen, so hätte man die Behandlung kaum durchführen können bzw. dürfen. Denn inzwischen ist die einzige multizentrische Studie publiziert worden, welche die „konservative" Behandlung mit der intraarteriellen Fibrinolyse randomisiert und prospektiv untersuchte, die *„EAGLE Study"* oder *European Assessment Group for Lysis in the Eye*. Nach langwieriger mehrjähriger Rekrutierung von 84 geeigneten Patienten, von denen je eine Hälfte konservativ oder invasiv behandelt wurde, musste die Studie wegen gehäufter Komplikationen in der lysierten Gruppe vorzeitig abgebrochen werden. Interessanterweise unterschieden sich die beiden Gruppen nicht im Ausmaß der Verbesserung der Sehfunktion. Eine Verbesserung des Visus wurde in beiden Gruppen häufiger als erwartet gesehen, nämlich in 60 %!

Wie wirkt sich dieses enttäuschende Resultat auf die medizinische Praxis aus? Konkret heißt es, dass aufgrund dieser neuen Evidenz bei Patienten mit akutem Zentralarterienverschluss keine intraarterielle Fibrinolyse durchgeführt werden soll, da diese Behandlungsmethode offenbar nicht bessere Resultate liefert und gefährlicher ist als die herkömmliche konservative Therapie. Und Evidenz ist ein hohes Gut in der Medizin, nicht zuletzt, weil dadurch unnütze und potentiell gefährliche Behandlungsmethoden identifiziert und verworfen werden können. Dies hat Chalmers bereits 1968 eindrücklich kommentiert:

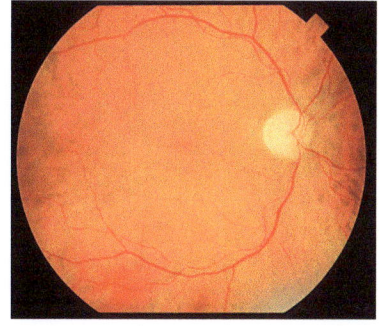

» Abb. 26.3 Fundus des rechten Auges, drei Monate nach dem Verschluss der rechten A. centralis retinae. Die Papille ist leicht abgeblasst, die Arterien sind eng

» One only has to review the graveyard of discarded therapies to discover how many patients have benefited from being randomly assigned to a control group.

Das Problem bleibt aber, dass sich Patienten nicht immer in eine Kategorie einteilen lassen, die genau den Ein- und Ausschlusskriterien einer randomisierten prospektiven Studie entspricht. Die Taxi-Fahrerin war relativ jung, kam möglicherweise sehr früh nach dem Sehverlust und wurde von einem versierten Neuroradiologen behandelt. Das sind möglicherweise Faktoren, die einen positiven Einfluss auf die Wirksamkeit der Therapie hatten. In die EAGLE-Studie wurden Patienten bis 20 Stunden nach Sehverlust eingeschlossen. Natürlich kann nicht ausgeschlossen werden, dass sich ihre Sehfunktion auch ohne intraarterielle Fibrinolyse gebessert hätte – die Tatsache, dass die Verbesserung auf dem Operationstisch bei der wachen Patientin und in Anwesenheit der Augenärztin bemerkt wurde, ist für eine kausale Verknüpfung jedoch sehr suggestiv. Vom medico-legalen Standpunkt ist es einfacher, eine potentiell risikoreiche Behandlungsmethode nicht anzubieten, umso mehr, wenn in einer sehr guten Studie diese Behandlung nicht empfohlen wurde. Die Frage drängt sich aber auf, ob unsere Patientin nicht mehrfach Glück hatte: Sowohl bei der damaligen medizinischen Begleitung, die sie trotz Risiken gut überstanden hatte, als auch, weil sie erkrankte, bevor eine Evidenz gegen diese Therapie vorlag.

Literatur

Chalmers TC (1968) Prophylactic treatment of Wilson's disease. N Engl J Med 278:910–911
Schumacher M, Schmidt D, Jurklies B, Gall C, Wanke I, Schmoor C, Maier-Lenz H, Solymosi L, Brueckmann H, Neubauer AS, Wolf A, Feltgen N, The EAGLE-Study Group (2010) Central Retinal Artery Occlusion: Local Intra-arterial Fibrinolysis versus Conservative Treatment, a Multicenter Randomized Trial. Ophthalmology 117:1367–1375

Tbc-Chorioretinitis – what else?

R. Rüesch

M. Thiel, W. Bernauer, M. Zürcher Schüpfer, M. Schmid (Hrsg.), *Fallbeispiele Augenheilkunde*,
DOI 10.1007/978-3-642-42219-5_27, © Springer-Verlag Berlin Heidelberg 2013

▪ Klinischer Fall

Eine 59-jährige Patientin wird im Juni 2012 wegen einer **Visusverminderung** rechts seit vier Wochen **bei unklarem Netzhautbefund** zugewiesen. Im April 2012 wurde eine Cataract-Operation links komplikationslos durchgeführt. Bei der Patientin besteht eine bekannte Hypertonie sowie ein unklarer Husten bei Nikotinabusus. Die Patientin ist ansonsten gesund, verheiratet, hat vier Kinder und stammt ursprünglich aus dem Kosovo. Bei den augenärztlichen Untersuchungen konnte rechts ein Visus von Handbewegungen, links von 1,0 erhoben werden, in der Vorderkammer fanden sich beidseits Zellen sowie speckige Endothelpräzipitate. Bei der Fundusuntersuchung vom 13.06.2012 fanden sich rechts ausgedehnte, chorioretinitische, pigmentierte Herde unterschiedlicher Größe (◘ Abb. 27.1), der Fundus links war unauffällig.

▪ Abklärung und Intervention

Bei der Patientin wurde eine ausgedehnte Laboruntersuchung durchgeführt, dabei konnte HLA-B27 nachgewiesen werden, außerdem war der QuantiFeron Test zweimal positiv. Die übrigen Laboruntersuchungen, insbesondere auf Lues und Borrelien, waren normal. Eine Thorax-Röntgen- und eine Thorax-Computertomographie-Untersuchung ergaben teilverkalkte Lymphknoten, das Bronchialsekret war zweimal und das Sputum einmal negativ auf Mykobakterien.

Eine Fluoreszin- und ICG-Angiographie gut eine Woche nach der ersten Untersuchung ergaben dann neben den bekannten chorioretinitischen Herden auf der rechten Seite auch neue, aktive, tiefliegende, granulomatöse Herde am linken Auge (◘ Abb. 27.2a, b). Aufgrund der Anamnese, der erhobenen Befunde und dem zweimal positiven QuantiFeron Test konnte die Diagnose einer **granulomatösen Chorioretinitis** im Rahmen einer **Tuberkulose** gestellt werden. In Anbetracht der neu aufgetretenen, aktiven Läsionen am linken Auge (◘ Abb. 27.3a, b) war die Einleitung einer tuberkulostatischen Therapie indiziert.

▪ Verlauf

In Zusammenarbeit mit den Internisten wurde eine tuberkulostatische Therapie eingeleitet, zunächst eine Vierer-Kombination für zwei Monate und danach eine Zweier-Kombination für weitere vier Monate. Eine Woche nach Therapiebeginn erhielt die Patientin zusätzlich niedrigdosiert Steroide für sechs Wochen. Unter der Behandlung stabilisierte sich die Situation, wobei der Visus rechts aufgrund der Makulanarben eingeschränkt blieb; links pigmentierten die primär aktiven Läsionen, die Makula blieb frei und der Visus voll (◘ Abb. 27.4a, b).

▪ Diskussion

Die Tuberkulose ist auch heute die häufigste, tödlich verlaufende Infektionskrankheit weltweit. Sie hat ein breites Spektrum von Manifestationen, sowohl

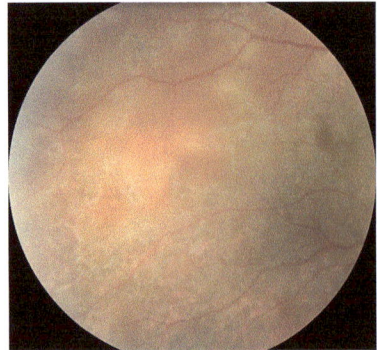

◘ **Abb. 27.1** Multiple, pigmentierte chorioretinitische Herde am rechten Fundus

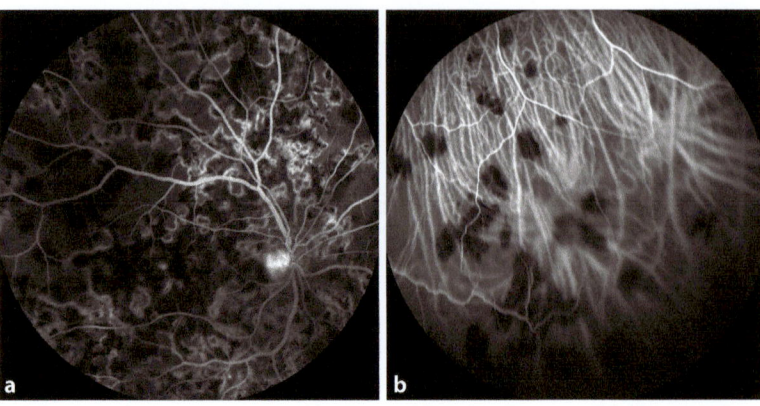

◘ **Abb. 27.2a, b** Fluoreszin-Angiographie rechts mit randbetonter Hyperfluoreszenz der Läsionen und ICG-Angiographie mit hypofluoreszenten, tiefliegenden Herden

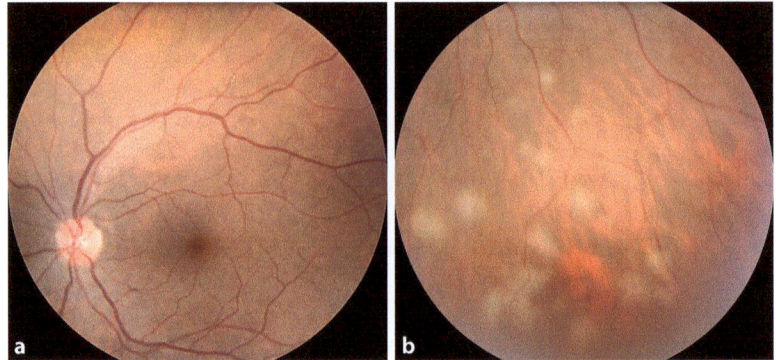

◘ **Abb. 27.3a, b** Aktive chorioretinitische Herde am linken Fundus, mittelperipher unten

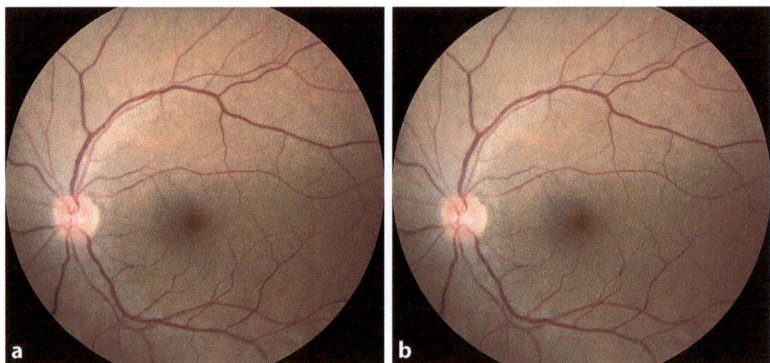

◘ **Abb. 27.4a, b** Pigmentierte, vernarbte Herde am linken Auge fünf Monate nach Behandlungsbeginn

im Körper als auch im Auge. Die häufigste ophthalmologische Manifestation ist eine posteriore Uveitis im Sinne einer Chorioretinitis disseminata. Es können nur einzelne, aber auch mehrere hundert Herde von variabler Größe auftreten. Differentialdiagnostisch muss vor allem bei atypischen Formen einer Chorioretinitis serpiginosa an eine tuberkulöse Ätiologie gedacht werden. Die Behandlung besteht aus einer mehrmonatigen tuberkulostatischen Kombinationstherapie und sollte in Zusammenarbeit mit dem Internisten erfolgen.

Literatur

Thompson NJ, Albert DM (2005) Ocular tuberculosis. Arch Ophthalmol 123(6):844–849

Vrama D, Anand S et al (2005) Tuberculosis: an under-diagnosed aetiological agent in uveitis with an effective treatment. Eye (Lond) 20(9):1068–1073

Traumatisches Maculaloch

M.K. Schmid

M. Thiel, W. Bernauer, M. Zürcher Schüpfer, M. Schmid (Hrsg.), *Fallbeispiele Augenheilkunde*,
DOI 10.1007/978-3-642-42219-5_28, © Springer-Verlag Berlin Heidelberg 2013

▪ Klinischer Fall

Ein 18-jähriger Mann wird von der notfallchirurgischen Abteilung wegen deutlicher Visusverminderung am rechten Auge mit **Verdacht auf Contusio bulbi** zur weiteren Abklärung zugewiesen. Intrakranielle Läsionen wurden mittels Bildgebung ausgeschlossen. Die Anamnese ergibt, dass der Patient während einer Schlägerei einen **heftigen Faustschlag seitlich auf das rechte Auge** erlitten hatte. Unmittelbar darauf hatte der Patient eine massive Verminderung der Sehleistung bemerkt.

▪ Abklärung und Intervention

Die klinische Untersuchung zeigt eine Visusverminderung rechts auf 0,16 bei normalem Visus links. Es bestehen eine periorbitale druckdolente Schwellung, ein temporales Hyposphagma sowie wenig Erythrocyten in der Vorderkammer. Die Fundusuntersuchung zeigt eine **Blutung in der Foveola** sowie **präretinale Blutschwaden**, temporal der Fovea ist eine **Aderhautruptur** sowie peripher ein **Berlin-Ödem** zu finden (▪ Abb. 28.1). Es wird die Diagnose einer schweren Contusio bulbi mit Aderhautruptur gestellt. Es erfolgt eine konservative Therapie mit peroralen Kortikosteroiden sowie Eisauflage. Nach teilweiser Resorption des Blutes kommt eine Woche nach dem Ereignis ein **traumatisches Maculaforamen** zum Vorschein, welches sich in der optischen Kohärenztomografie OCT bestätigen lässt (▪ Abb. 28.2). Es erfolgt weiterhin die konservative Therapie in Erwartung eines spontanen Lochverschlusses.

Rund neun Monate nach dem Ereignis besteht nach wie vor ein Loch der Macula mit einem etwas gebesserten Visus von 0,25 (▪ Abb. 28.3). Das Loch misst rund 550 μm. Im OCT stellt sich bei sonst anliegendem Glaskörper eine kleine präfoveoläre Bursa dar. Es wird die Indikation zur Glaskörperchirurgie mit Peeling der Membrana Limitans Interna gestellt.

▪ Verlauf

Es erfolgt die komplikationslose Durchführung der Pars Plana Vitrektomie mit Peeling der Membrana Limitans Interna und Endotamponade mit 16 % SF6 Gas. Während der Gasfüllung hält der Patient sechsmal täglich eine Gesicht-Unten-Position ein. Nach Gasresorption ist das Loch verschlossen (▪ Abb. 28.4), und der Visus bessert sich innerhalb von sechs Monaten auf 0,6. Durch die Contusio und die Gastamponade kommt es zu einer allmählichen Ausbildung einer leichtgradigen subkapsulären Katarakt, welche in Zukunft eine Operation der Linse nötig machen dürfte. Der Patient ist mit dem erreichten Visus sehr zufrieden und subjektiv beschwerdefrei.

Abb. 28.1 Aufnahme des zentralen Fundus des rechten Auges mit Blutschwaden im Glaskörperraum, Maculaloch und Aderhautruptur temporal der Foveola

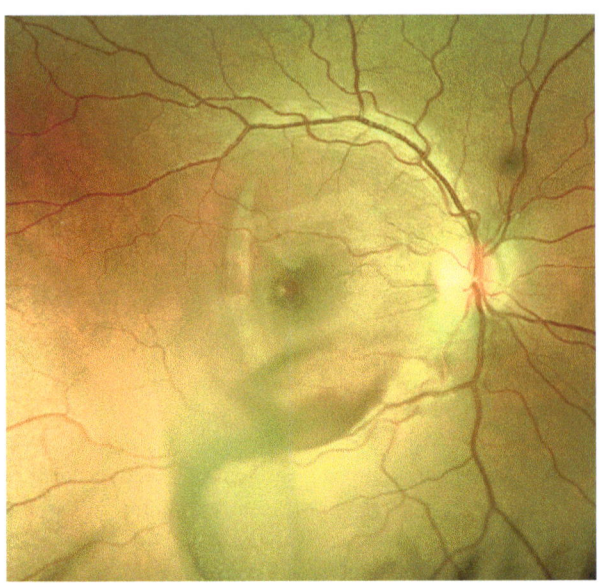

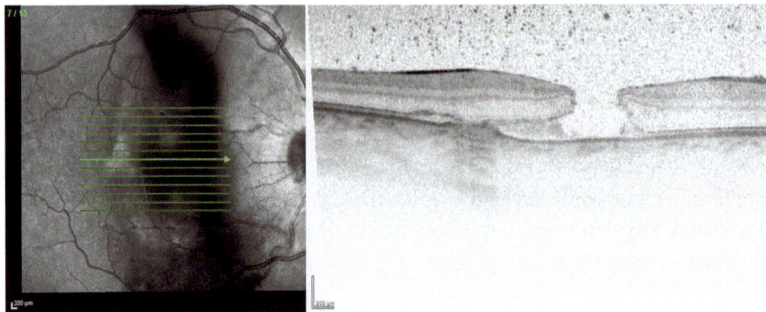

Abb. 28.2 OCT zwei Tage nach Trauma. Gut sichtbares Maculaloch

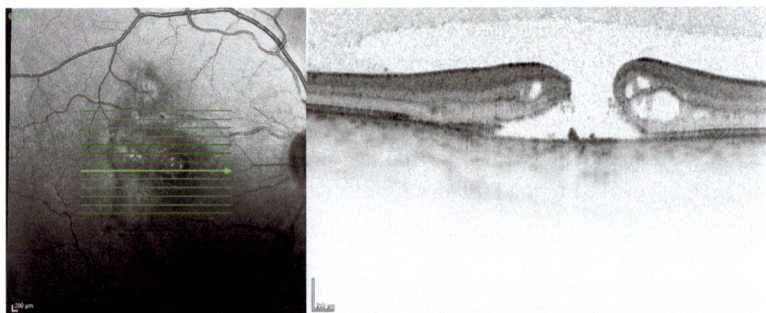

Abb. 28.3 OCT neun Monate nach Trauma. Über dem Maculaloch ist der Glaskörper abgehoben unter Ausbildung einer kleinen prämaculären Bursa

■ Diskussion

Traumatische Maculalöcher können bei schwerer Contusio bulbi auftreten. Dabei werden als Ursache entweder ein direktes mechanisches Zerreißen der Netzhaut oder eine posttraumatische pathologische Interaktion zwischen Netzhaut und Glaskörper diskutiert. Ein spontaner Verschluss dieser traumatischen Löcher ist nicht außergewöhnlich und dürfte in rund 40 bis 65 % der Fälle

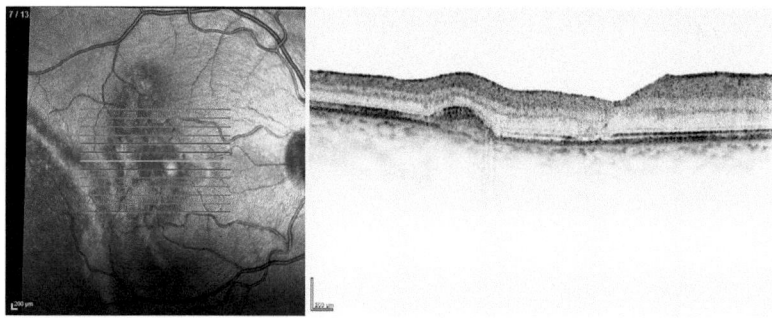

Abb. 28.4 OCT zwei Monate postoperativ mit geschlossenem Foramen. Im Bereich der Aderhautruptur ist es zu einer subretinalen Fibrose gekommen (*links im Bild*)

auftreten. Der Verschluss kann dabei durchaus erst mehrere Monate nach dem Trauma noch stattfinden. Ein spontaner Verschluss scheint durch einen anliegenden Glaskörper begünstigt zu werden.

Es ist sinnvoll, die chirurgische Intervention einige Monate hinauszuschieben, um einen allfälligen spontanen Verschluss abzuwarten. Die Prognose der chirurgischen Intervention bezüglich Lochverschluss scheint eher besser zu sein als bei idiopathischen Maculalöchern. Bei diesem Fall ist die Ausbildung einer kleinen prämaculären Bursa einige Wochen nach Trauma interessant. Diese konnte mittels OCT dargestellt werden. Diese seichte zentrale Abhebung des Glaskörpers könnte einen spontanen Lochverschluss verhindert haben.

Literatur

Chow DR, Williams GA, Trese MT et al (1999) Successful closure of traumatic macular holes. Retina 19:470–472

Lange AP, Vandekerckhove K, Becht C, Zakrzewski PA, Schmid MK (2009) Spontaneous closure of a traumatic macular hole. Klin Monbl Augenheilkd 226(4):359–360

Mitamura Y, Saito W, Ishida M et al (2001) Spontaneous closure of traumatic macular hole. Retina 21:385–389

Zunehmender Visusverlust bei diffuser Glaskörper-Infiltration

T.J. Wolfensberger, Y. Guex-Crosier

M. Thiel, W. Bernauer, M. Zürcher Schüpfer, M. Schmid (Hrsg.), *Fallbeispiele Augenheilkunde*,
DOI 10.1007/978-3-642-42219-5_29, © Springer-Verlag Berlin Heidelberg 2013

■ Klinischer Fall

Ein 40-jähriger Mann bemerkte am rechten Auge eine progressive Visusverminderung und wurde deswegen im Ausland wegen einer festgestellten intraokulären Entzündung mittels einer Glaskörperbiopsie abgeklärt. Aufgrund des
Vorhandenseins von Lymphoblasten und Lymphozyten in der zytologischen
Untersuchung wurde die Verdachtsdiagnose eines **intraokulären Lymphoms**
gestellt. Die folgenden zusätzlichen Untersuchungen zeigten jedoch keine pathologischen Befunde: Magnetresonanztomographie, Computertomographie, Kno-
chenmarkanalyse, Leberultraschall, Thoraxradiographie sowie ein Mantoux Test.

■ Abklärung und Intervention

Nach der Überweisung in unsere Klinik zwei Monate später waren die Augen-
befunde wie folgt: Bestkorrigierter Visus am rechten Auge: 0,1, am linken Auge:
1,0. Der intraokulare Druck war 14 mmHg beidseits, und die Spaltlampenuntersuchung zeigte ein moderates Volumen von Zellen im Glaskörper. Die indi-
rekte Ophthalmoskopie ließ eine weißliche intra- und subretinale Verdichtung
in der Makula erkennen, die mit subretinalen Exudaten vergesellschaftet war
(■ Abb. 29.1). In der Fluoreszenz-Angiographie zeigte sich vor allem in der
Spätphase der Untersuchung eine progrediente Imprägnation dieser Ablagerungen mit dem Fluoreszenzfarbstoff (■ Abb. 29.2). Die Indocyanin-Angiographie
zeigte einen leicht diffusen Austritt des Farbstoffes in der Aderhaut ohne klare
fokale Pathologien (■ Abb. 29.3).

Die zusätzlichen Laboruntersuchungen in unserer Klinik zeigten negative
Befunde für die folgenden Parameter: Komplettes Blutbild, Erythrozyten Se-
dimentationsrate, C-reaktives Protein, Angiotensin Converting Enzyme, Ly-
sozyme, Multitest Mérieux, Histoplasma capsulatum, Borrelia Burgdorferi,
Treponema pallidum, Toxoplasma, Toxocara, HIV und Thoraxradiographie.
Es wurde lediglich ein positiver Befund für *Bartonella henselae* mit einem
IgG Level von 1:512 U/l gefunden. Eine zusätzliche ausgedehnte Biopsie des
Glaskörpers zeigte rare reaktive Lymphozyten und nekrotische Zellen, wobei
kein Wachstum in einer Bakterienkultur festgestellt werden konnte. Es wurde
kein IgH Gen Rearranging mit den Primers FR3 A, FR2 A, CDR3 gefunden.
Aufgrund der Untersuchungsergebnisse und der IgG-Resultate wurde die Ver-
dachtsdiagnose einer *Bartonella henselae* Infektion gestellt und eine perorale
Therapie mit Doxycycline 200 mg pro Tag begonnen.

■ Verlauf

Der klinische Verlauf zeigte eine progressive Verbesserung des Visus mit einer
Normalisierung des Fundusbildes über eine Zeitspanne von mehreren Monaten. Drei Monate nach Beginn der Therapie hatte sich die Netzhautläsion

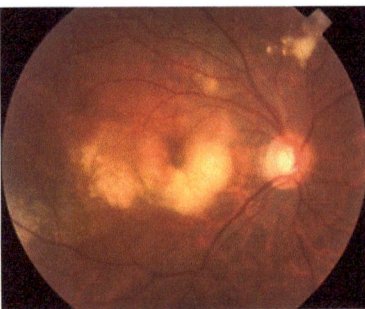

■ **Abb. 29.1** Fundus des rechten Auges mit einem Visus von 0,1 bei der Erstuntersuchung in unserer Klinik

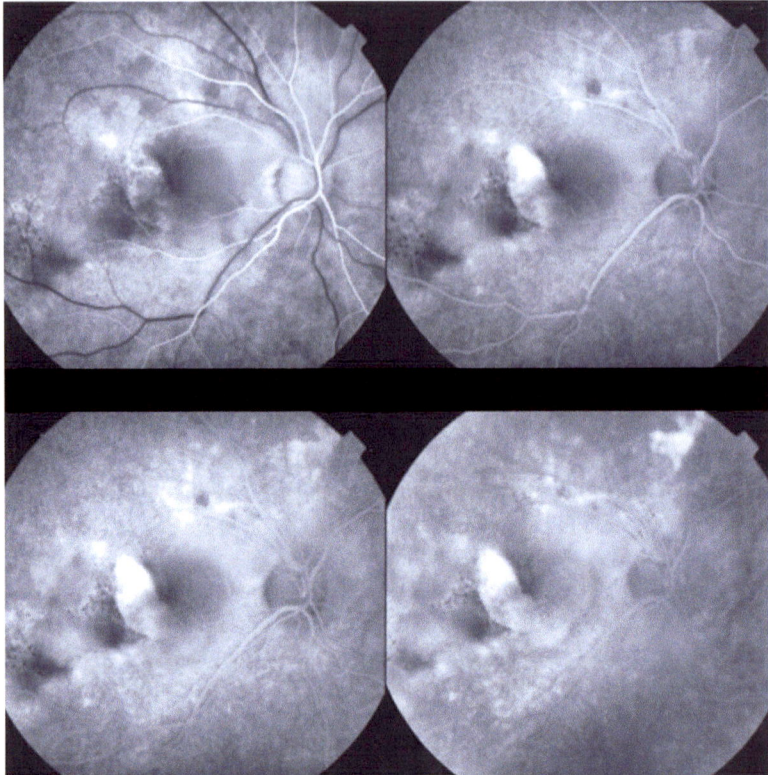

■ **Abb. 29.2** Fluoreszenz-Angiographie mit Staining der subretinalen Exudate in den Spätphasen

praktisch komplett zurückgebildet und der Visus erreichte 0,3 (■ Abb. 29.4). Zu diesem Zeitpunkt wurde die antibiotische Therapie sistiert. Die letzte klinische Nachkontrolle erfolgte 5 Monate nach dem Therapiebeginn und zeigte eine bestkorrigierte Visusverbesserung auf 0,8 mit praktisch normaler fovealer Anatomie in der optischen Kohärenztomographie (OKT) (■ Abb. 29.5).

■ **Diskussion**

Infektionen mit *Bartonella henselae* werden klassischerweise via oberflächliche Hautverletzungen durch Flöhe von Katzen übertragen. *Bartonella henselae* ist ein intrazelluläres gram-negatives Bakterium, das neben der klassischen Lymphadenopathie in ausgewählten Fällen auch eine isolierte Neuroretinitis, z. T. mit einer Begleitvaskulitis hervorrufen kann. Der Netzhautbefund ist durch multifokale weißlich-gelbliche Läsionen charakterisiert, die sternförmig um die Fovea und die Papille angeordnet sind. In seltenen Fällen, wie beim vorgestellten Patient, kann die Infektion auch nur durch subretinale Exudationen in Erscheinung treten.

Aufgrund der intrazellulären Aktivität des Bakteriums liegt die Wahl des Antibiotikums vor allem bei den Tetracyclinen, die neben einer hohen intrazellulären Aktivität auch die Aktivität der sauerstofffreien Radikale erhöht und somit synergistisch gegen die Infektion wirkt. Bei fehlendem Ansprechen auf eine isolierte Tetracyclin-Therapie sollte auf eine kombinierte Behandlung von Doxycyclin 2 x 100 mg mit Rifampicin 2 x 300 mg pro Tag per os gewechselt werden. Der klinische Verlauf unter korrekter Therapie ist meistens benigne. Zum Teil können im Augenfundus Zonen mit einer Atrophie des retinalen Pigmentepithels zurückbleiben.

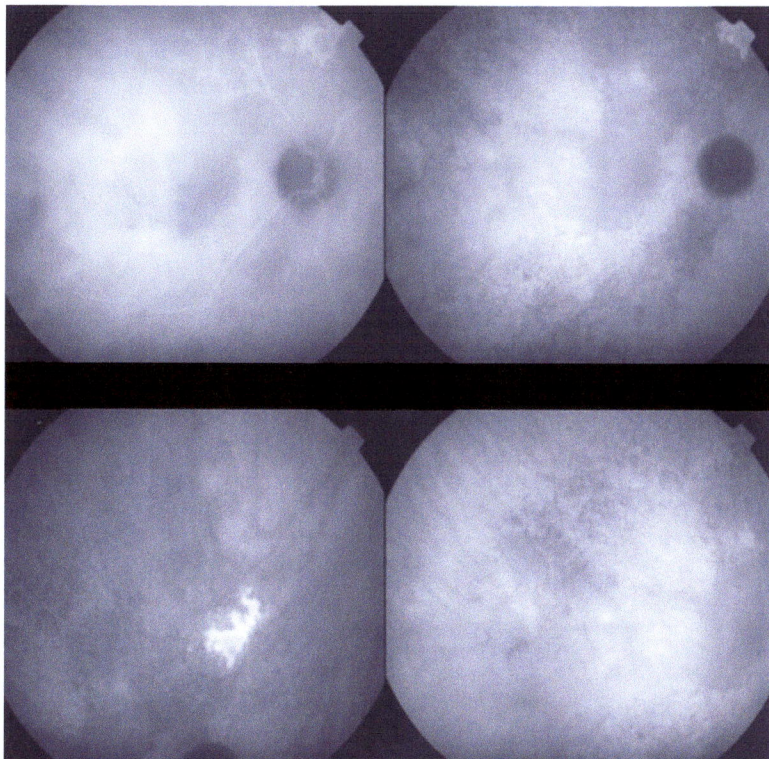

Abb. 29.3 Indocyanin-Grün-Angiographie mit diffuser leichter Exudation von Farbstoff perimakulär und inferior

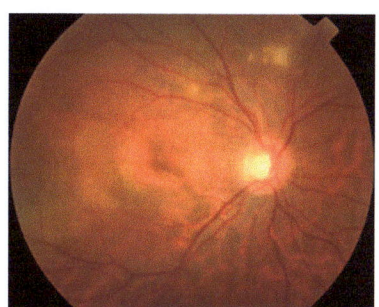

◘ **Abb. 29.4** Fundus des rechten Auges 2 Monate nach der ausgedehnten Glaskörper-Biopsie und dem Beginn der peroralen Doxicycline-Therapie. Der Visus ist auf 0,3 angestiegen

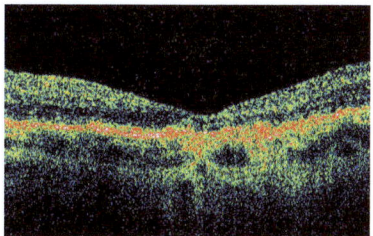

◘ **Abb. 29.5** OKT Aufnahme 5 Monate nach Beginn der Doxicycline-Therapie mit praktisch komplett wiederhergestellter fovealer Anatomie. Der bestkorrigierte Visus betrug 0,8

Literatur

Berguiga M, Abouzeid H, Bart PA (2008) Guex-Crosier Y. Severe occlusive vasculitis as a complication of cat scratch disease. Klin Monbl Augenheilkd 225(5):486–487

Chi SL, Stinnett S, Eggenberger E, Foroozan R, Golnik K, Lee MS, Bhatti MT (2012) Ophthalmology 119(1):183–187

Matsuo T, Kato M (2002) Submacular exudates with serous retinal detachment caused by cat scratch disease. Ocul Immunol Inflamm 10(2):147–150

Neurologische Krankheitsbilder

Stauungspapille: Wo liegt die Ursache?

N. Lansel

M. Thiel, W. Bernauer, M. Zürcher Schüpfer, M. Schmid (Hrsg.), *Fallbeispiele Augenheilkunde*,
DOI 10.1007/978-3-642-42219-5_30, © Springer-Verlag Berlin Heidelberg 2013

▪ Klinischer Fall

Eine 25-jährige Patientin, die seit knapp 4 Wochen unter wiederholt auftretenden **occipitalen Kopfschmerzen, Nausea** und **anfänglich Diarrhoe** litt, wird
nach intensiven internistischen Abklärungen zur konsiliarischen Untersuchung
zugewiesen, da der hinzugezogene Neurologe eine **Papillenschwellung** am
rechten Auge vermutete. Initial präsentierte sich die Patientin mit einem **Meningismus** sowie **Dysästhesien im Bereich der linken Körperhälfte.** Subjektiv
gab die Patientin keine Sehbeschwerden an. Links ist sie seit einigen Jahren
pseudophak bei frühkindlicher traumatischer Katarakt mit **tiefer Deprivati-
onsamblyopie.**

▪ Abklärung und Intervention

In der Schädel-CT- (mit und ohne KM) sowie der MRI-Untersuchung waren
der **Sinus sagittalis superior** und der **Sinus transversus beidseits verengt,**
ansonsten unauffällige Befunde. Eine Liquorpunktion (LP) ergab etwas erhöhte
Gesamtproteine und leicht erhöhte mononukleäre Leukozytenzahlen. Abklärungen auf HIV, Borreliose, HSV, VZV und Lues waren negativ. Es wurde bei
V. a. **unspezifische virale Meningitis** eine symptomatische Therapie eingeleitet. Nach zwei Wochen erfolgte eine erneute Vorstellung im interdisziplinären
Notfall wegen wieder verstärkt aufgetretener Kopfschmerzen mit Nausea und
Fotophobie – diesmal jedoch ohne neurologische Auffälligkeiten.

Der Visus betrug rechts 1,0, links <0,05. Am Fundus fielen **beidseits un-
scharf begrenzte** und **prominente Sehnerven mit Papillen- und intraretinalen Blutungen** rechts > links auf (■ Abb. 30.1). Die Goldmann-Gesichts-
felduntersuchung zeigte beidseits einen **vergrößerten blinden Fleck** und
konzentrische Gesichtsfeldeinschränkungen (■ Abb. 30.2). In Anbetracht
des Papillenbefundes wurde eine erneute LP mit spezifischer Fragestellung be-
treffend Liquordruck durchgeführt. Dieser lag mit 32 mmH$_2$O über der Norm,
die übrigen Werte waren unverändert. Zudem fanden sich labormäßig weder
Hinweise für eine Vaskulitis/rheumatische Erkrankung noch für eine FSME
oder Borreliose. Es erfolgte gleichentags der Therapiebeginn mit Acetazolamid
(Diamox®) po 3 x 250 mg/Tag.

▪ Verlauf

Unter obiger Therapie waren die Kopfschmerzen innerhalb weniger Tage stark
regredient. Biomikroskopisch zeigte sich in der Verlaufskontrolle nur 5 Tage
nach der Erstuntersuchung eine Abnahme der Papillenschwellung sowie ein
Rückgang der intraretinalen Blutungen (■ Abb. 30.3). Gut sechs Wochen nach
Erstpräsentation ergab die biomikroskopische Untersuchung unauffällige Sehnerven.

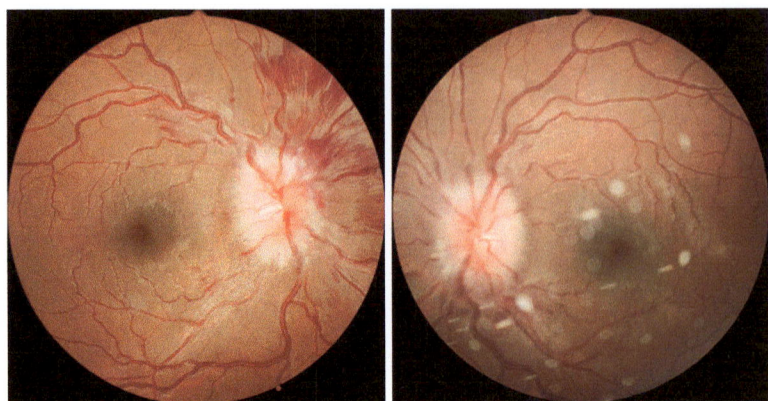

Abb. 30.1 Fundusaufnahme vom 20.1.12 bei Erstvorstellung

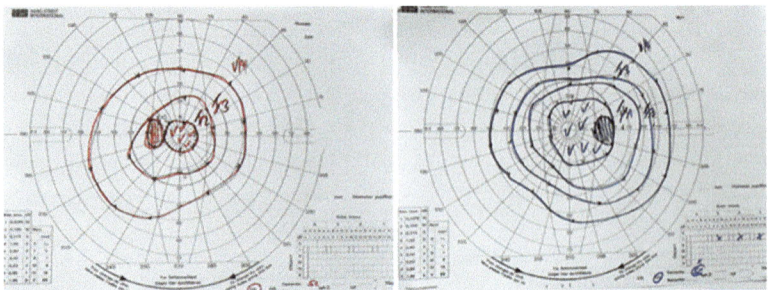

Abb. 30.2 Goldmann Gesichtsfeldprüfung vom 20.1.12

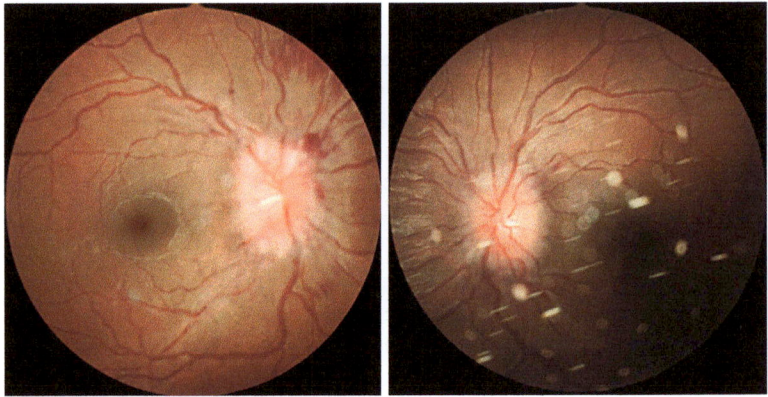

Abb. 30.3 Fundusaufnahme vom 25.1.12

Diskussion

Die medikamentöse Behandlung einer Stauungspapille als Folge der idiopathischen, intrakraniellen Hypertension (**Pseudotumor cerebri**) bei weitgehend erhaltener Sehfunktion mit Acetazolamid ist eine etablierte Therapie. Die Befunde bei der Patientin können als intrakranielle Druckerhöhung mit beidseitigem Papillenödem und intraretinalen Blutungen am ehesten im Rahmen einer Meningitis unklarer Ätiologie mit sekundärer Erhöhung des intrakraniellen Liquordrucks gewertet werden. Die viral induzierte intrazerebrale Drucksteigerung, die einen Pseudotumor cerebri imitiert, wurde bei Kindern beschrieben. Sie ist u. a. dadurch gekennzeichnet, dass die benötigte Therapiedauer mit Acetazolamid kürzer ist, als beim Pseudotumor cerebri (7,7 vs. 12,2 Monate); das schnelle klinische und morphologische Ansprechen in diesem Falle erscheint außergewöhnlich.

Die Verengung des Sinus sagittalis superior und des Sinus transversus beidseits als möglicher pathogenetischer Kofaktor ist in der Signifikanz unklar, ein Fallbericht lässt eine Assoziation von idiopathischer intrakranieller Druckerhöhung und Sinus transversus-Stenose vermuten. Die Patientin wurde dringend angehalten, eine Diät zur Gewichtsreduktion durchzuführen.

Literatur

Ravid S et al (2013) Viral-Induced Intracranial Hypertension Mimicking Pseudotumor Cerebri. Pediatr Neurol pii:0887–8994

Skyrman S et al (2013) Idiopathic intracranial hypertension and transverse sinus stenoses. BMJ Case Rep 28:2013

Thurtell MJ et al (2013) Idiopathic intracranial hypertension (pseudotumor cerebri): recognition, treatment, and ongoing management. Curr Treat Options Neurol 15(1):1–12

Die kleine Anisokorie – wie kläre ich ihre Bedeutsamkeit am sichersten?

O.M. Job

M. Thiel, W. Bernauer, M. Zürcher Schüpfer, M. Schmid (Hrsg.), *Fallbeispiele Augenheilkunde*, DOI 10.1007/978-3-642-42219-5_31, © Springer-Verlag Berlin Heidelberg 2013

▪ Klinischer Fall

Eine 19-jährige, gesunde Asiatin wird wegen einer fraglichen Anisokorie zugewiesen. Während der sprachlich bedingt schwierigen Anamneseerhebung gibt sie an, seit Jahren ein „**kleineres Auge**" rechts zu haben, auch bestünde wechselnd ausgeprägt ein **hängendes Augenlid** beidseits und Kopfschmerzen. Die klinische Untersuchung, die durch die dunklen Irides erschwert ist, lässt eine **Anisokorie** mit rechts kleinerer Pupille als links vermuten. Es besteht kein Unterschied der Hauttemperatur und -feuchtigkeit zwischen der linken und rechten Gesichtshälfte. Die Ausmessung der Pupillenweite mit dem Maßstab ist schwierig und ergibt einen Unterschied von knapp 1 mm, eine reproduzierbare Zunahme der Anisokorie im Dunkeln lässt sich nicht nachweisen. In dieser klinisch unklaren Situation stellt sich die Frage nach dem weiteren Vorgehen. Differentialdiagnostisch kommt eine physiologische Anisokorie infrage, aufgrund der Anamnese muss differentialdiagnostisch aber auch an ein Horner-Syndrom gedacht werden.

▪ Abklärung und Intervention

Wegen der Einfachheit der Untersuchung erfolgt die binokulare Infrarot-Pupillometrie (▪ Abb. 31.1, ▪ Abb. 31.2). Dabei lässt sich eindeutig ein Dilatationsverzug der rechten Pupille während der Dunkelreaktion darlegen und so das Horner-Syndrom beweisen. Zusätzlich erfolgt die Abklärung mit Tropftestungen. Die Tropfung mit Cocain 10 % ist negativ, kann also keine Zunahme der Anisokorie nachweisen. Die Tropfung mit Apraclonidin ist ebenfalls negativ, zeigt also keine Umkehr der Anisokorie.

▪ Verlauf

Die Abklärung der Carotis auf eine Dissektion mittels bildgebender Verfahren ergibt keinen pathologischen Befund. Die vertiefte Kopfwehanamnese rückte das Vorliegen eines Clusterkopfschmerzes in den Vordergrund, der als Grund für das Horner-Syndrom interpretiert wird.

▪ Diskussion

Die klinische Untersuchung der Pupillen bei V. a. Anisokorie ist häufig schwierig. Insbesondere bei Jungen und bei dunklen Irides kann mit den herkömmlichen Untersuchungstechniken eine pathologische Anisokorie oft nur schwierig ausgeschlossen werden. Da sich aber eine Reihe lebensbedrohlicher Krankheiten primär mit einem Horner-Syndrom manifestieren können, ist die prompte und sichere Diagnostik wichtig.

Als Goldstandard bei V. a. ein Horner-Syndrom gilt allgemein die Tropftestung mit Cocain (2–10 %), die eine Zunahme der Anisokorie bewirkt.

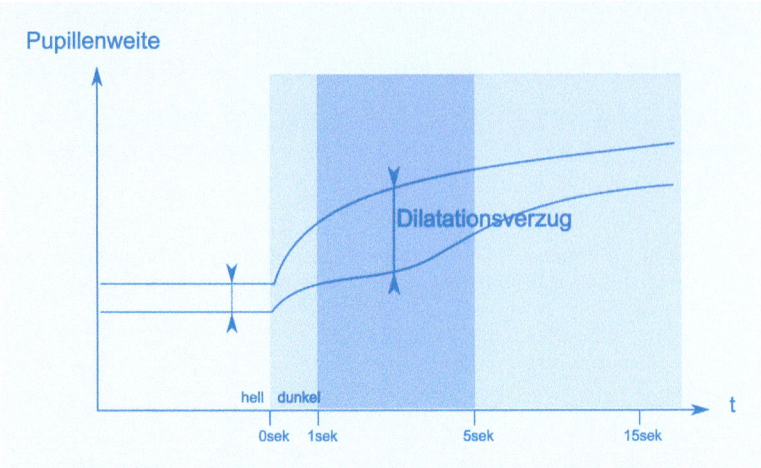

■ **Abb. 31.1** Dilatationsverzug bei Horner-Syndrom. Nach Eintreten der Dunkelheit (*grauer Bereich*) hinkt die Dilatation der Hornerpupille in den ersten Sekunden der gesunden Pupille nach (Dilatationsverzug). Der Unterschied normalisiert sich je nach Ausprägung des Horner-Syndroms nach einigen Sekunden

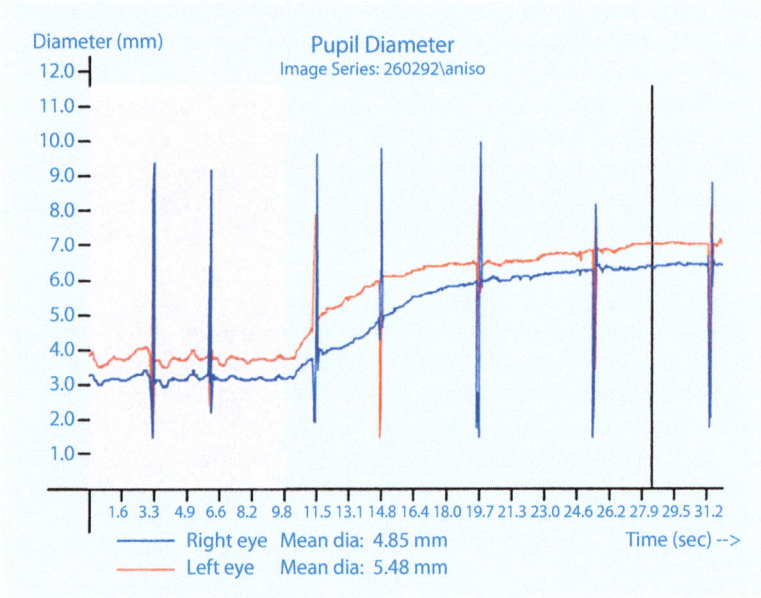

■ **Abb. 31.2** Dilatationsverzug bei Horner-Syndrom. Beispiel der beschriebenen Patientin. Das rechte Auge (*blaue Kurve*) zeigt zwischen 11 und 20 s eine verzögerte Dilatation

Immer häufiger wird auch die Tropftestung mit Apraclonidin empfohlen (Ausnahme bei Kindern), die nach dem Supersensitivitätsprinzip arbeitet und bei positivem Resultat eine Umkehr der Anisokorie zeigt. Im vorliegenden Fall waren beide Tropftestungen klinisch negativ. Am sensitivsten wäre die Darstellung des Dilatationsverzuges der pathologischen Pupille innerhalb der ersten fünf Sekunden, was aber vom bloßen Auge nur schwer auszumachen ist. Mit der binokularen Infrarot-Pupillometrie steht ein Gerät bereit, das den Dilatationsverzug mit großer Sensitivität und Spezifität darstellen kann, und das Resultat innerhalb weniger Minuten ohne zusätzliche Applikation von Augentropfen anzeigt. Im vorliegenden Fall war es die einzige Methodik, die das Horner-Syndrom der Patientin beweisen konnte.

Literatur

Kawasaki A, Borruat Klin FX (2008) False negative apraclonidine test in two patients with Horner syndrome. Monbl Augenheilkd 225(5):520–522. doi:10.1055/s-2008-1027349

van der Wiel HL, van Gijn J (1982) Horner's syndrome. Criteria for oculosympathetic denervation. J Neurol Sci 56:293–298

Hilfe – ich sehe mein Telefon nicht mehr!

O.M. Job

M. Thiel, W. Bernauer, M. Zürcher Schüpfer, M. Schmid (Hrsg.), *Fallbeispiele Augenheilkunde*,
DOI 10.1007/978-3-642-42219-5_32, © Springer-Verlag Berlin Heidelberg 2013

▪ Klinischer Fall

Eine 88-jährige Frau wird von ihrer Tochter notfallmäßig in der Augenklinik vorgestellt, weil sie nichts mehr sehe. Die etwas verwirrt wirkende Patientin gibt an, dass in ihrem Haus der Strom ausgefallen sei, und sie deshalb nichts mehr sehe. Im **Scheitelbereich** beidseits sind **große Wunden** zu sehen. Als Erklärung gibt die Patientin den Zusammenstoß mit einer Schranktür an. Die Wunden seien schmerzhaft.

▪ Abklärung und Intervention

In der Untersuchung hat die Patientin **keine Lichtperzeption**, die **Hornhaut** ist massiv **ödematös** (◘ Abb. 32.1), der Einblick in die Vorderkammer nur schemenhaft möglich, der **intraokulare Druck** ist **nahe Null**. Es stellt sich die Frage nach der Diagnose und der weiteren Abklärung.

Aufgrund der Kopfschmerzen mit Nekrose der temporalen Kopfhaut (◘ Abb. 32.2) und dem beidseitigen okulären Ischämiesyndrom wird primär an eine **Arteriitis temporalis Horton** gedacht. Die Senkung beträgt 120 mm und das CRP 105. Es wird sofort eine hochdosierte i. v.-Steroidtherapie eingeleitet und eine Biopsie der A. temporalis geplant. In der Vorbereitung zu dieser kann kein Temporalarterienpuls geortet werden. Im Operationsfeld kann keine Arterie identifiziert werden, das gesamte Gebiet ist massiv ischämisch. Es werden verschiedene Biopsien von strangförmigen Strukturen entnommen. Die histologische Aufarbeitung bestätigt eine ausgedehnte Arteriitis mit Riesenzellen und ergibt die Diagnose einer Riesenzellarteriits Horton.

▪ Verlauf

Bereits nach der ersten Infusion mit Steroiden verschwinden die Kopfschmerzen. Innerhalb von Wochen klart die Hornhaut auf, und der Funduseinblick zeigt beidseits eine vollständig blasse, chronisch ödematöse Papille. Der Visus erholt sich nicht, es bleibt eine beidseitige vollständige Amaurose. Die Patientin wird zunehmend wieder zeitlich und örtlich orientiert. Sie gibt nun an, in den letzten drei Monaten vor der Erblindung neuartige Kopfschmerzen im Nacken gehabt zu haben sowie Mühe beim Kauen. Der Hausarzt hätte sie deshalb mit Dafalgan behandelt. Als der Visus beidseits schlechter wurde, sei ihr eine Kontaktaufnahme mit dem Hausarzt nicht mehr möglich gewesen.

▪ Diskussion

Kopfschmerzen, Kauclaudicatio, und **okuläre Gefäßverschlüsse** sind die klassischen Zeichen einer **Arteriitis temporalis Horton.** Der kirschrote Fleck und das Papillenödem als Zeichen eines Verschlusses der A. centralis bzw. der kurzen Ziliararterien werden vom Ophthalmologen i. d. R. problemlos erkannt und lassen schnell an eine Arteriitis temporalis denken. Im vorliegenden Fall

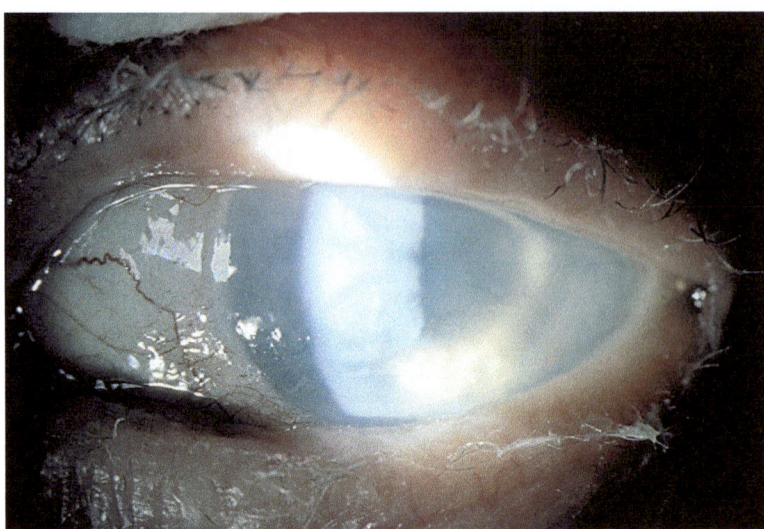

Abb. 32.1 Hornhautödem im Rahmen einer Arteriitis temporalis Horton mit okulärer Ischämie. Die Einsicht in die vorderen und hinteren Bulbusabschnitte ist deutlich erschwert. Es besteht eine okuläre Hypotonie

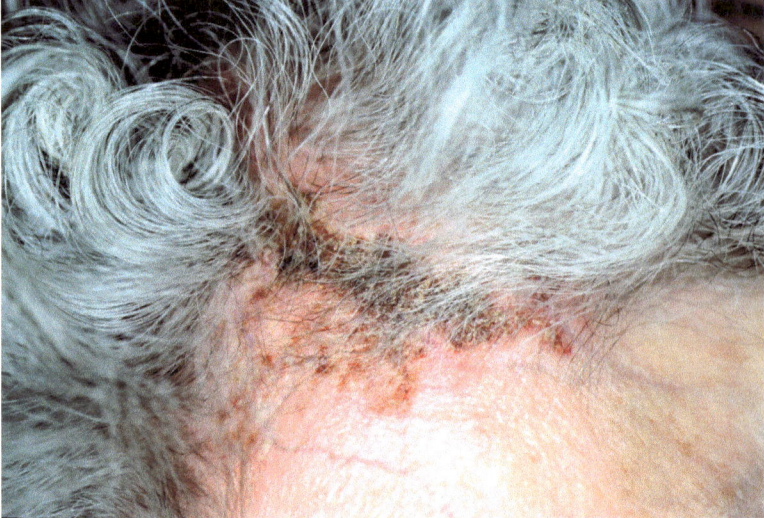

Abb. 32.2 Skalpnekrose im Rahmen einer Arteriitis temporalis Horton

hat sich die Arteriitis temporalis als okuläres Ischämiesyndrom mit temporaler Hautnekrose gezeigt. Das ausgeprägte Hornhautödem hat die klassischen ophthalmologisch-morphologischen Zeichen verschleiert. Die Verwirrtheit der Patientin, am ehesten durch eine zerebrale Ischämie verursacht, hat auch die klassische Anamnese verwischt.

Literatur

Daicker B, Keller HH (1971) Giant cell arteritis with endocular spreading and hypotonia bulbi dolorosa. A clinico-pathological report. Klin Monbl Augenheilkd 158(3):358–372

Mazlumzadeh M, Hunder GG, Easley KA, Calamia KT, Matteson EL, Griffing WL, Younge BR, Weyand CM, Goronzy JJ (2006) Treatment of giant cell arteritis using induction therapy with high-dose glucocorticoids: a double-blind, placebo-controlled, randomized prospective clinical trial. Arthritis Rheum 54(10):3310–3318

Valesky EM, Wahle M, Vranes S, Wolter M, Kaufmann R, Meissner M (2012) Bitemporal scalp necrosis : a very rare manifestation of giant cell arteritis. Z Rheumatol 71(9):806–809

Prächiasmaler Sehverlust

K. Landau

M. Thiel, W. Bernauer, M. Zürcher Schüpfer, M. Schmid (Hrsg.), *Fallbeispiele Augenheilkunde*,
DOI 10.1007/978-3-642-42219-5_33, © Springer-Verlag Berlin Heidelberg 2013

■ Klinischer Fall

Ein 23-jähriger Physikstudent meldete sich in der Notfallstation, weil er seit zwei Tagen mit dem rechten Auge sehr **verschwommen** sah. Er gab an, dass er zuvor einen **Schlag oberhalb der rechten Augenbraue** erlitt, als er nachts in der Wohnung stolperte und mit dem Kopf gegen den Kühlschrank aufschlug. Vor dem Unfall sei seine Sehfunktion an beiden Augen hervorragend gewesen, seine Brille sei vor wenigen Monaten vom Optiker neu angepasst worden.

■ Abklärung und Intervention

Die Untersuchung ergab rechts einen auf 0,3 reduzierten Visus mit der eigenen Korrektur von −3,0/ −1,25 in 120 Grad und links einen vollen Visus von 1,25 mit der eigenen Korrektur von −2,5/−1,25 in 160 Grad. Alle übrigen ophthalmologischen Untersuchungen waren unauffällig, insbesondere konnten keine posttraumatischen Veränderungen, weder am vorderen noch am hinteren Segment des rechten Auges, objektiviert werden, und auch die Pupillen reagierten normal auf Licht ohne nachweisbares relatives afferentes Defizit im Wechselbeleuchtungstest. Ebenso war das Resultat der kinetischen Perimetrie nach Goldmann normal. Die Rückfrage beim Optiker bestätigte, dass es sich nicht um eine zufällig neu entdeckte Amblyopie handeln konnte, denn der frühere Visus wurde als beidseits 1,25 registriert. Verschiedene Tests zum Ausschluss eines nicht-organischen Sehverlustes führten nicht weiter, der Patient sah tatsächlich und unverändert mit dem rechten Auge verschwommen. Die durchgeführten Zusatzuntersuchungen (MRI des Schädels und der Orbita, sowie ein Ganzfeld ERG) waren unauffällig. Erst die Prüfung der Sehschärfe mit der stenopäischen Lücke ergab überraschenderweise, dass der Visus des rechten Auges mit dieser simplen Methode auf 1,0 angehoben werden konnte. Damit war es klar, dass es sich um einen **optisch bedingten Abbildungsfehler** handeln musste. Der Verdacht lag nahe, dass möglicherweise ein **rasch progredienter Keratoconus** vorlag, doch auch dafür ergab die Untersuchung der Hornhaut absolut keine Hinweise.

Erst jetzt fiel auf, welche Art von Brille der kurzsichtige Physikstudent trug – dieselbe wie die beiden Ikonen des Friedens Mahatma Gandhi und John Lennon (■ Abb. 33.1). Die absolut runde Brillenfassung muss sich beim nächtlichen Sturz, als dem Patienten die Brille von der Nase fiel, rechts etwas gelockert haben. Als er am nächsten Morgen die Brille putzte, hatte sich das runde Glas um fast exakt 90 Grad gedreht, sodass die Minus-Achse des Zylinders von 30 Grad auf die gemessenen 120 Grad verrutschte. Bei einer Zylinderstärke von 1,25 Dioptrien entspricht das einer Induktion von 2,5 Dioptrien an Astigmatismus, was gezwungermaßen die Abbildung auf der Netzhaut deutlich reduziert. Die erfolgreiche Therapie bestand in der Drehung des Brillenglases zurück in die korrekte Position (■ Abb. 33.2). Warum der „Patient" nicht selbst bemerkte,

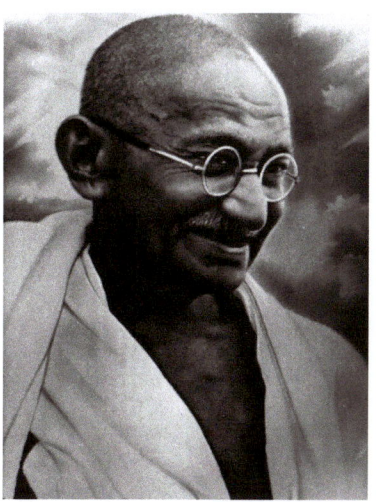

■ **Abb. 33.1** Mahatma Gandhi (abgebildet) und John Lennon hatten viele Gemeinsamkeiten: Sie kämpften friedlich gegen Krieg und Gewalt, und sie wurden beide gewaltsam aus dem Leben gerissen. Zudem trugen sie – wie unser Patient – Brillen mit einer runden Fassung

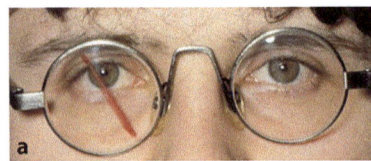
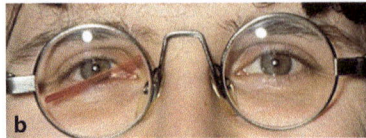

■ **Abb. 33.2a, b** **a** Mit der verdrehten Minus-Achse des rechten zylindrischen Glases bei 120 Grad ist der Visus rechts auf 0,3 reduziert. **b** Nach der Reposition der Minus-Achse auf 30 Grad steigt der Visus auf 1,25 und der Spuk ist vorbei

dass seine Sehkraft nur mit der Brille schlecht ist und ohne Korrektur keine Veränderung auftrat, bleibt unklar. Möglicherweise hat er die Optik-Vorlesungen nicht besucht.

■ Diskussion

Zurzeit sind Brillen mit runden Fassungen nicht sehr modern, was sich aber wieder ändern könnte. Es lohnt sich in jedem Fall, auf banale Details, wie die Brillenform zu achten, bevor teure Zusatzuntersuchungen angeordnet werden. Im vorliegenden Fall war die Prüfung der Sehschärfe mit der stenopäischen Lücke der entscheidende und bei weitem billigste Test, um dem mysteriösen, weit vor dem Chiasma lokalisierten Sehverlust auf die Spur zu kommen. Deshalb steht diese Untersuchung auch an erster Stelle im langen Abklärungsschema des Patienten mit ungeklärtem Sehverlust. In der ophthalmologischen Literatur wird das Problem der verdrehten Zylinderachse bei runder Brillenfassung kaum erwähnt. Zwei Sätze fand ich dazu im 1953 erstmals erschienenen umfangreichen Buch *„Lyle and Jackson's practical orthoptics in the treatment of squint and other anomalies of binocular vision"*. Darin heißt es:

» If the lens is a cylindrical one it is essential that it is retained in the frame at the correct axis. If the spectacle frames become bent or the lenses become loose and rotate in the frame, the glasses not only may be rendered useless, but actually harmful.

Literatur

Burde RM, Savino PJ, Trobe JD (2002) Clinical decisions in neuro-ophthalmology. C.V. Mosby, St. Louis
Lyle TK, Jackson S (1953) Lyle and Jackson's Practical orthoptics in the treatment of squint: (and other anomalies of binocular vision). Blakiston, Philadelphia

Patients and doctors delay – Verzug mit Konsequenzen

N. Lansel

M. Thiel, W. Bernauer, M. Zürcher Schüpfer, M. Schmid (Hrsg.), *Fallbeispiele Augenheilkunde*, DOI 10.1007/978-3-642-42219-5_34, © Springer-Verlag Berlin Heidelberg 2013

▪ Klinischer Fall

Wegen Fremdkörperanamnese beim Werkunterricht in der Schule wurde ein jünger wirkender, 13-jähriger Knabe zugewiesen. Die Visusprüfung anlässlich dieser Erstuntersuchung ergab einen Visus sc von 0,6 rechts und 0,9 links. Der Patient beklagte keine Visusstörung. Die Refraktionsbestimmung zeigte emmetrope Werte. Die biomikroskopische Untersuchung ergab, abgesehen von einer **zerkratzten Hornhaut** und einem **subtarsalen Fremdkörper**, der sich problemlos entfernen ließ, unauffällige Befunde.

▪ Abklärung und Intervention

Eine Verlaufskontrolle zwei Wochen später bestätigte die vorgängig erhobenen Visuswerte und Befunde bei nun unauffälliger Hornhaut. In der orthoptischen Untersuchung wurde die Diagnose einer **Amblyopie** rechts infolge **Esotropie** rechts gestellt. In Anbetracht des Alters wurde keine Amblyopietherapie mehr eingeleitet. Ein Jahr später meldete sich der Patient wegen **gelegentlicher Leseprobleme**. Nach wie vor bestanden unveränderte Visuswerte und unauffällige biomikroskopische Befunde. Eine neu verordnete Entlastungsbrille führte zu einer subjektiven Verbesserung. Gut zwei Jahre später berichtet der Vater des Patienten, der Sohn negiere Sehprobleme, er berühre aber bei der PC-Arbeit mit der Nasenspitze den Computerbildschirm. Der Visus betrug bei der sofort eingeleiteten Untersuchung zu diesem Zeitpunkt rechts 0,05. Links ließ sich keine Sehfunktion mehr nachweisen. **Die Sehnerven waren links > rechts stark abgeblasst** (◘ Abb. 34.1). Das **Gesichtsfeld** war **rechts auf eine kleine Restinsel nasal oben reduziert, links ausgelöscht** (◘ Abb. 34.2).

In der notfallmäßig durchgeführten MR-Untersuchung des Schädels fand sich ein großer **Hypophysentumor** (◘ Abb. 34.3a). Die ergänzende hormonelle Untersuchung bestätigte den V. a. ein **Makroprolaktinom der Hypophyse** (Prolaktin bei Diagnosestellung > 4700 mg/l; Norm von 4–18) mit **Panhypopituitarismus** und **Pubertas tarda**. Es drängte sich ein sofortiger Beginn einer prolaktinsupprimierenden Therapie mit dem Dopamin-Agonisten Cabergolin (Dostinex®) auf, um einen maximalen wachstumshemmenden Effekt auf die laktotropen Zellen zu erzielen. Zudem mussten Cortison, Thyroxin und Testosteron substituiert werden.

▪ Verlauf

Über einen Zeitraum von nur drei Monaten kam es zu einer deutlichen Schrumpfung des Tumors. (◘ Abb. 34.3b). Nach knapp einem Jahr war in der Bildgebung kein Tumor mehr nachweisbar (◘ Abb. 34.3c). Am rechten, weniger stark befallenen Auge „erholte" sich der Visus auf 1,0 (was die initiale Diagnose einer Amblyopie in Frage stellt), das Gesichtsfeld wies nach wie vor

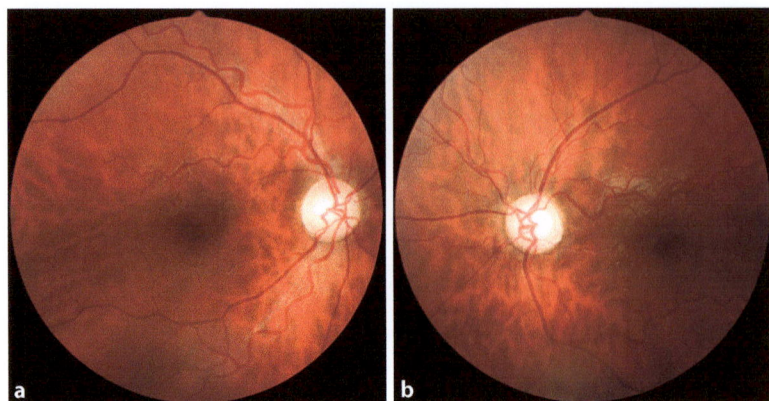

◻ Abb. 34.1a, b Ausgeprägte Papillenabblassung links > rechts

eine komplette temporale Hemianopsie auf. Links bestand eine unsichere Lichtperzeption im nasalen Gesichtsfeld (◻ Abb. 34.4). Diese Befunde sind seit über
4 Jahren stabil geblieben.

■ Diskussion

Jede diagnostische Unsicherheit bezüglich eines nicht vollen Visus oder einer
nicht nachvollziehbaren Visusveränderung (in diesem Falle neu aufgetretene
Leseschwierigkeit) sollte die Diagnose einer Amblyopie in Frage stellen. Eine
ergänzende Gesichtsfelduntersuchung und weitere Abklärungen drängen sich
vor allem bei Kindern auf, da hier die Implikationen und Konsequenzen einer
verzögerten Diagnostik sehr groß sein können. Die Diagnose einer Amblyopie
sollte grundsätzlich hinterfragt werden.

Es ist außerordentlich wichtig, dass der Patient auch in Zukunft hormonell
substituiert und regelmäßig kontrolliert wird, da das Absetzen oder eine inad-
äquate Substitutionstherapie ein erneutes Wachstum des Prolaktinoms provo-
zieren würde. Zudem gilt es, Risiken im Zusammenhang mit der Therapie (v. a.
kardiovaskuläre Risikofaktoren wie Übergewicht und Dyslipidämie) frühzeitig
zu erfassen und zu behandeln.

HAAG-STREIT   OCTOPUS 101   V 6.07
Greyscale of values

Name:		Eye / Pupil[mm]:	**Right(OD)** /
First name:		Date / Time:	
ID #:		Test duration:	
Birthdate:		Program / Code:	tG2 / 0
Age:		# Stages / Phases:	/ 2
Sex:	male	Strategy / Method:	TOP / Normal
Refr. S / C / A:	/ /	Test target / duration:	III / 100 ms
Acuity:		Background:	4 asb
IOP:		# Questions / Repetitions:	95 / 0
Diagnostics:		# Catch trials:	pos 0 / 5, neg 3 / 5
Patient file:		\\FS-01\Programm\Octopus\Exdat\A-M\A-M.pvd	

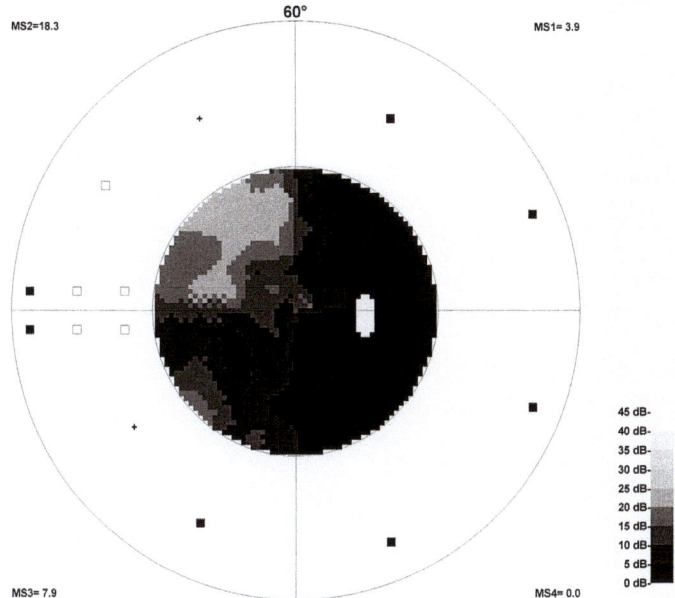

MS2=18.3   60°   MS1= 3.9

MS3= 7.9   MS4= 0.0

45 dB-
40 dB-
35 dB-
30 dB-
25 dB-
20 dB-
15 dB-
10 dB-
5 dB-
0 dB-

			Normal	Phase 1	Phase 2	Mean
Number of test locations				59	0	0
Mean sensitivity	MS	[dB]		7.8		
Mean defect	MD	[dB]	-2..2	21.8		
Loss variance	LV	[dB²]	0..6	75.9		
Corrected loss variance	CLV	[dB²]	0..4			
Short term fluctuation	SF	[dB]	0..2			
Reliability factor	RF	[%]				30.0

Abb. 34.2 Computerisierte, statische Gesichtsfelduntersuchung am Tag der Diagnosestellung

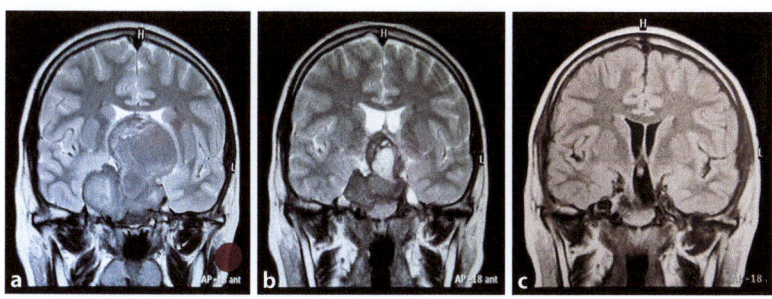

Abb. 34.3a–c **a** Coronare MRI Bilder des Schädels bei Diagnosestellung des Prolaktinoms (**a**); **b** und **c** Tumorschrumpfung unter Therapie

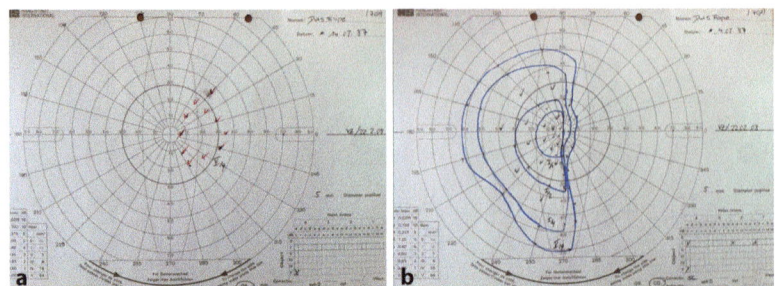

🔹 **Abb. 34.4a, b** Goldmann-Gesichtsfeldprüfung ein Jahr nach Therapiebeginn

Literatur

Kyung SE et al (2012) Foveal retinoschisis misdiagnosed as bilateral amblyopia. Int Ophthalmol 32(6):595–598. doi:10.1007/s10792-012-9600-y.

Ruggieri M et al (2005) Earliest clinical manifestations and natural history of neurofibromatosis type 2 (NF2) in childhood: a study of 24 patients. Neuropediatrics 36(1):321–341

Steele CA et al (2010) Pituitary adenomas in childhood, adolescence and young adulthood: presentation, management, endocrine and metabolic outcomes. Eur J Endocrinol 163(4):515–522

Blickdiagnose: „evidenter" Zusammenhang von Gewicht und Sehstörungen

A. Thölen, N. Lansel, H. Schramm

M. Thiel, W. Bernauer, M. Zürcher Schüpfer, M. Schmid (Hrsg.), *Fallbeispiele Augenheilkunde*, DOI 10.1007/978-3-642-42219-5_35, © Springer-Verlag Berlin Heidelberg 2013

- **Klinischer Fall**

Eine 62-jährige schichtdienstleistende Patientin beklagte sich über eine **Visusabnahme** rechts mehr als links und hatte zunehmende Probleme, in den frühen Morgenstunden ihr Auto aus der beleuchteten Garage rückwärts in den noch dunklen Garten zu fahren. Sie **applizierte regelmäßig befeuchtende Augentropfen**. Allgemein gab sie an, gesund zu sein.

- **Abklärung und Intervention**

Der korrigierte Fernvisus betrug 0,8 am rechten Auge und 1,0 partiell am linken Auge. Die vorderen Abschnitte waren reizlos, bis auf eine leicht gestippte Hornhaut beidseits. Am Fundus zeigten sich beidseits normale Papillen, eine etwas körnige Makula, und in der mittleren Peripherie fanden sich gelbliche drusenartige Flecken, aber keine Knochenkörperchen. Auf der Dickenkartendarstellung zeigte sich im OCT (Spectralis® Heidelberg Engineering) beidseits eine dünnere Netzhaut als üblich (■ Abb. 35.1). Auf den Einzelschnitten fiel beidseits eine etwas struktur- und konturlose äußere Netzhautschicht im Bereich der IS/OS-Linie (*inner/outer segment line*), inzwischen umbenannt zu EIS (*ellipsoid portion of the inner segment*) und dem retinalen Pigmentepithel auf (■ Abb. 35.2). Es wurde eine weiterführende Abklärung mit elektrophysiologischer Untersuchung, inklusive ERG und Dunkeladaptation vorgeschlagen, und außerdem wurde eine Untersuchung des Gesichtsfeldes empfohlen. Bei der Verabschiedung der inzwischen stehenden Patientin entging es dem Untersucherblick nicht, dass sie einmal deutlich mehr gewogen haben muss. Die Frage nach dem Gewicht ergab, dass sich die Patientin vor 6 Jahren einer bariatrischen Chirurgie mit Magenband und Duodenalswitch unterzogen hatte und in der Folge von ehemals 130 kg Körpergewicht auf 58 kg abgenommen hatte.

Anstelle oben genannter weiterführender Abklärungen wurde die Bestimmung des Vitamin-A-Spiegels veranlasst, der einen Wert von 0,3 µmol/l (normal 0,7–4,2 µmol/l) ergab. Daraufhin wurden zunächst 2 x wöchentlich je 300.000 E Vitamin A intramuskulär verabreicht, dann peroral 3 x 50.000 E täglich.

- **Verlauf**

Anamnestisch hat sich das Dämmerungssehen innerhalb von ein bis zwei Monaten nach Therapiebeginn bis zur Beschwerdefreiheit verbessert, und der Fernvisus stieg auf 1,0 beidseits. Die Gesichtsfelduntersuchung, die erst einige Monate nach Beginn der täglichen Vitamin-A-Einnahme durchgeführt wurde, fiel normal aus. Vierzehn Monate später wurde interessehalber die OCT-Untersuchung wiederholt und wies beidseits eine leichte Zunahme der Netzhautdicke auf (■ Abb. 35.3). Außerdem zeigte sich in der Einzelschnittdarstellung beidseits

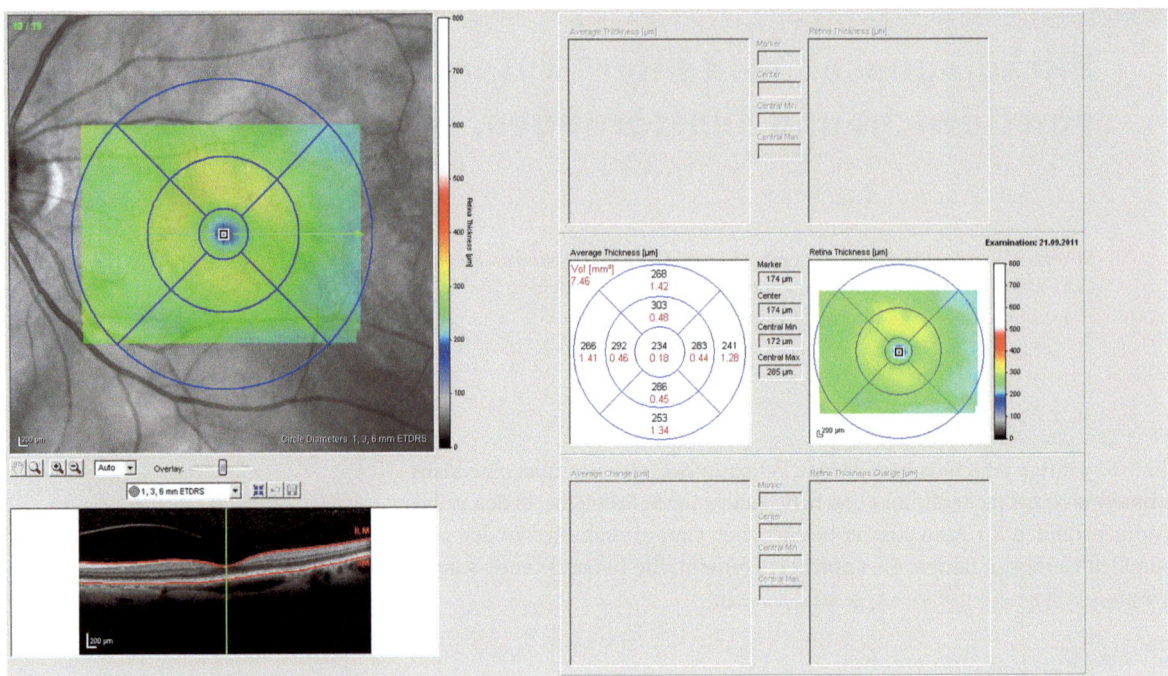

Abb. 35.1 Netzhautdickenkarte im OCT (SPECTRALIS® OCT), exemplarisch nur vom linken Auge vor Therapiebeginn. (Mit freundlicher Genehmigung der Firma Spectralis Heidelberg Engineering GmbH)

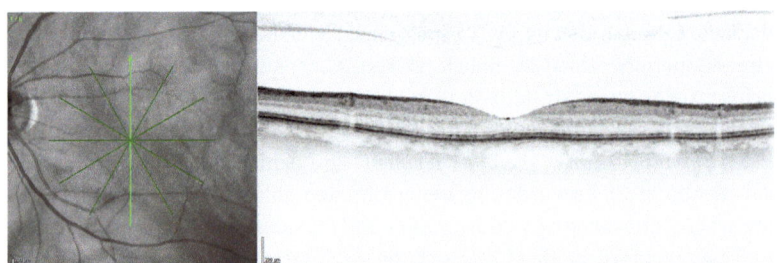

Abb. 35.2 Vertikaler Einzelschnitt im OCT (SPECTRALIS® OCT), exemplarisch nur vom linken Auge vor Therapiebeginn. (Mit freundlicher Genehmigung der Firma Spectralis Heidelberg Engineering GmbH)

eine strukturelle Verbesserung zwischen Lamina limitans externa, der EIS und des hyporeflektiven Raumes zwischen EIS und retinalem Pigmentepithel und damit von jenem Netzhautbereich, in dem sich die Vitamin-A-abhängigen, retinalen, neurochemischen Vorgänge abspielen (◘ Abb. 35.4).

■ **Diskussion**

Vitamin A gehört zu den fettlöslichen Vitaminen und wird im Duodenum resorbiert. Ein **Mangel an Vitamin A** drückt sich bekanntlich vor allem in einer **Siccaproblematik** bis hin zur **Skleromalazie** und in einer **gestörten Dunkeladaptation** aus, wobei sein Vorkommen vor allem mit Entwicklungsländern assoziiert wird, und er in Ländern mit hohem Lebensstandard oft unterdiagnostiziert bleibt. Doch mit der erheblichen Zunahme von Übergewicht und Adipositas steigt auch die Anzahl bariatrischer Operationen, die in Europa (exklusive skandinavischer Länder) 2008 bei ca. 66.800 Eingriffen lag. Nach

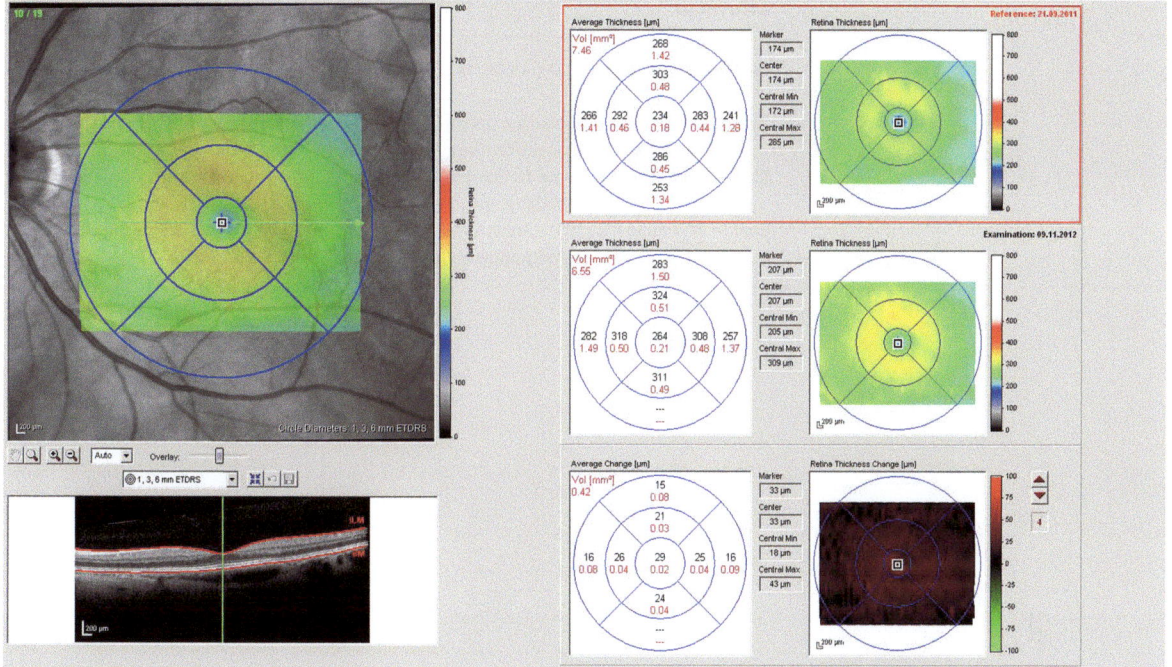

● **Abb. 35.3** Netzhautdickenkarte mit OCT (SPECTRALIS® OCT), exemplarisch nur vom linken Auge, 14 Monate nach Therapiebeginn. (Mit freundlicher Genehmigung der Firma Spectralis Heidelberg Engineering GmbH)

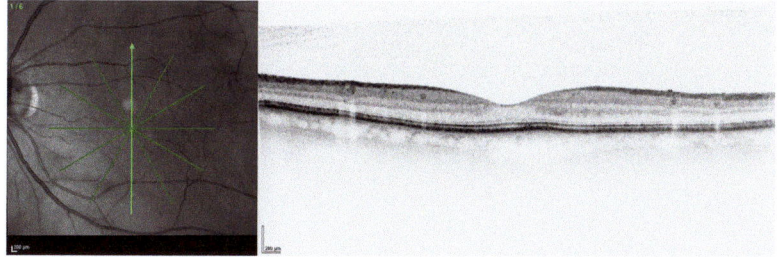

● **Abb. 35.4** Vertikaler Einzelschnitt mit OCT (SPECTRALIS® OCT), wie in ● Abb. 35.2, aber 14 Monate nach Therapiebeginn. (Mit freundlicher Genehmigung der Firma Spectralis® Heidelberg Engineering GmbH)

Slater et al. haben 52 % der Betroffenen ein Jahr nach Adipositaschirurgie einen Vitamin-A-Mangel, und 69 % haben ihn nach 4 Jahren trotz oraler Supplementation. In der Schweiz sind bariatrische Eingriffe seit 1. Januar 2011 unter bestimmten Bedingungen wie BMI (body mass index) ≥ 35 kg/m² und zweijähriger adäquater, aber erfolgloser Therapie zur Gewichtsreduktion unabhängig vom Alter kassenpflichtig. Somit sollte nicht nur bei Erwachsenen, sondern auch bei Kindern mit entsprechender Symptomatik wieder vermehrt an den Vitamin-A-Mangel gedacht werden. Die OCT-Untersuchung könnte eventuell ein hilfreiches Instrumentarium sein, um die Auswirkung des Vitamin-A-Mangels und einen Therapieerfolg zu dokumentieren.

Literatur

Buchwald H, Oien DM (2009) Metabolic/Bariatric Surgery Worldwide 2008. Obes Surg 19:1605–1611

Naef M et al (2011) Richtlinien zur operativen Behandlung des Übergewichts – neue Fassung der Krankenpflegeleistungsverordnung. Schweizerische Ärztezeitung 92:55–56

Slater GH et al (2004) Serum fat-soluble Vitamin deficiency and abnormal calcium metabolism after malabsorptive bariatric surgery. J Gastroint Surg 8:48–55

Spaide RF, Curcio CA (2011) Anatomical correlations to the bands seen in the outer retina by optical coherence tomography: literature and model. Retina 31:1609–1619

Sonstiges

Knirschgeräusche im Auge

W. Bernauer, M. Brunner

M. Thiel, W. Bernauer, M. Zürcher Schüpfer, M. Schmid (Hrsg.), *Fallbeispiele Augenheilkunde*,
DOI 10.1007/978-3-642-42219-5_36, © Springer-Verlag Berlin Heidelberg 2013

■ **Klinischer Fall**

Ungläubiges Staunen löste ein 57-jähriger Mann aus, als er sich, beunruhigt durch **knirschende Geräusche im rechten Auge**, zur Notfallkonsultation vorstellte. Als pensionierter Ingenieur hatte er sich in den letzten drei Monaten bei seinem Bruder in Brasilien aufgehalten, wo er unter äußerst einfachen Bedingungen gelebt hatte.

■ **Abklärung und Intervention**

Bei der klinischen Untersuchung zeigte sich eine **umschriebene Rötung** und **Schwellung** des rechten Unterlides (◘ Abb. 36.1). Bei näherer Inspektion der Lidveränderung war in der Schwellung eine Öffnung zu sehen (◘ Abb. 36.2). Als der Patient seinen Kopf zur Spaltlampenuntersuchung aufsetzte, wurden auch vom Untersucher Knirschgeräusche wahrgenommen. Nach einigen Minuten Untersuchungszeit wurden in der Hautöffnung insektenartige Strukturen sichtbar (◘ Abb. 36.3). Es wurde ein Parasitenbefall vermutet und zur Diagnosesicherung eine Erweiterung der Öffnung mit Exzision des Hohlraumes durchgeführt. In der Folge wurde eine Larve exzidiert, die von den Dermatologen und Parasitologen bestimmt werden konnte (◘ Abb. 36.4). Es handelt sich dabei um die Larve der tropischen Dassel-Fliege, *Dermatobia hominis* (◘ Abb. 36.5).

■ **Verlauf**

Nach Exzision der Larve kam es zu einem raschen Abklingen der Entzündung. Weitere Haut- oder Organmanifestationen wurden nicht beobachtet.

■ **Diskussion**

Augenerkrankungen durch die Ablage von Fliegeneiern sind in unseren Breitengraden äusserst selten. In tropischen Gebieten ist die Myiasis, die **Fliegenmadenkrankheit**, weit verbreitet. In Lateinamerika (◘ Abb. 36.6) ist es vor allem die *Dermatobia hominis*, deren Larven intakte menschliche Haut durchdringen und sich dort entwickeln können. Risikofaktoren sind die klimatischen Bedingungen, vorbestehende Hautverletzungen und ein schlechter Hygienestandard.

Die *Dermatobia hominis* hat einen äusserst raffinierten Entwicklungszyklus. Sie attackiert während des Fliegens Stechmücken und streift ihre Eier an den Mücken ab. Die Eier kommen so indirekt über die Stechmücken auf den Wirt und gelangen über den Stichkanal oder vorbestehende Hautverletzungen in die Haut. Hier bilden sich dann die Larven. Nach 5–10 Wochen verlässt die Larve die Haut, um sich im Boden zu verpuppen. Die Therapie der Wahl ist bei diesem Larventyp die chirurgische Exzision. In einigen Situationen ist zusätzlich eine antiparasitäre Therapie mit Ivermectin angezeigt.

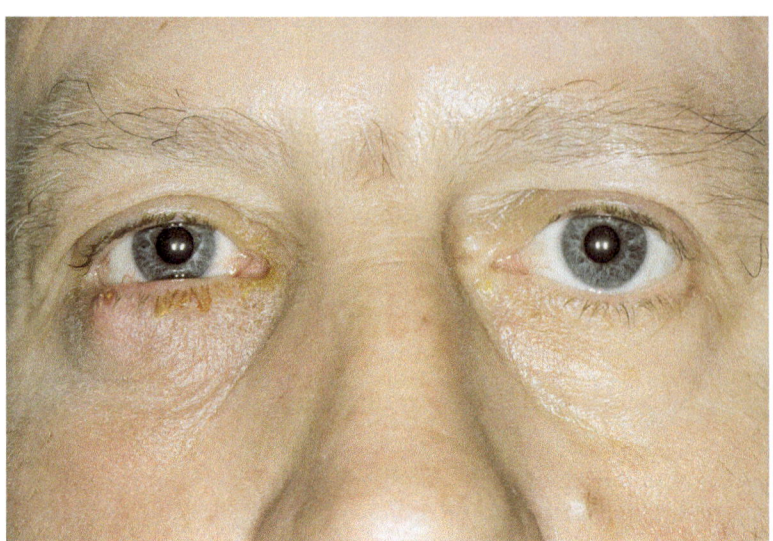

▪ **Abb. 36.1** Ein 57-jähriger Ingenieur mit umschriebener Rötung und Schwellung des rechten Unterlides

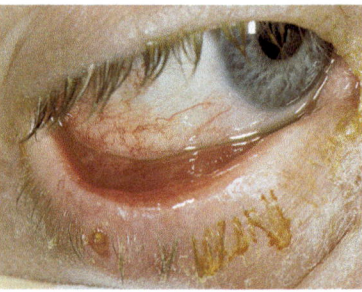

▪ **Abb. 36.2** Nähere Inspektion der Lidveränderung: In der Schwellung ist eine Öffnung sichtbar

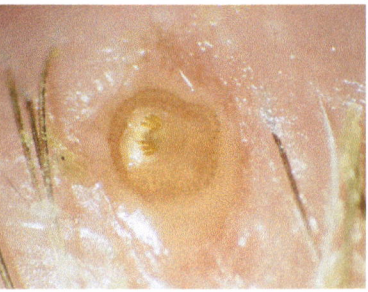

▪ **Abb. 36.3** Nach einigen Minuten Untersuchungszeit: insektenartige Strukturen erscheinen in der Hautöffnung

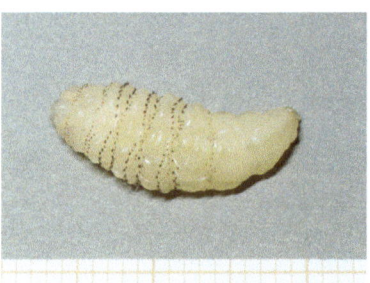

▪ **Abb. 36.4** Die exzidierte Larve der tropischen Dermatobia-Fliege

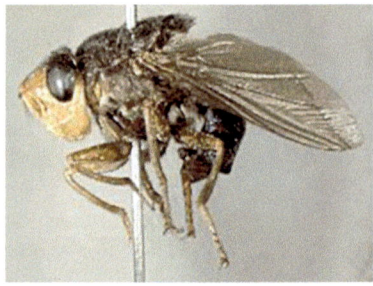

▪ **Abb. 36.5** Präparat von *Dermatobia hominis*

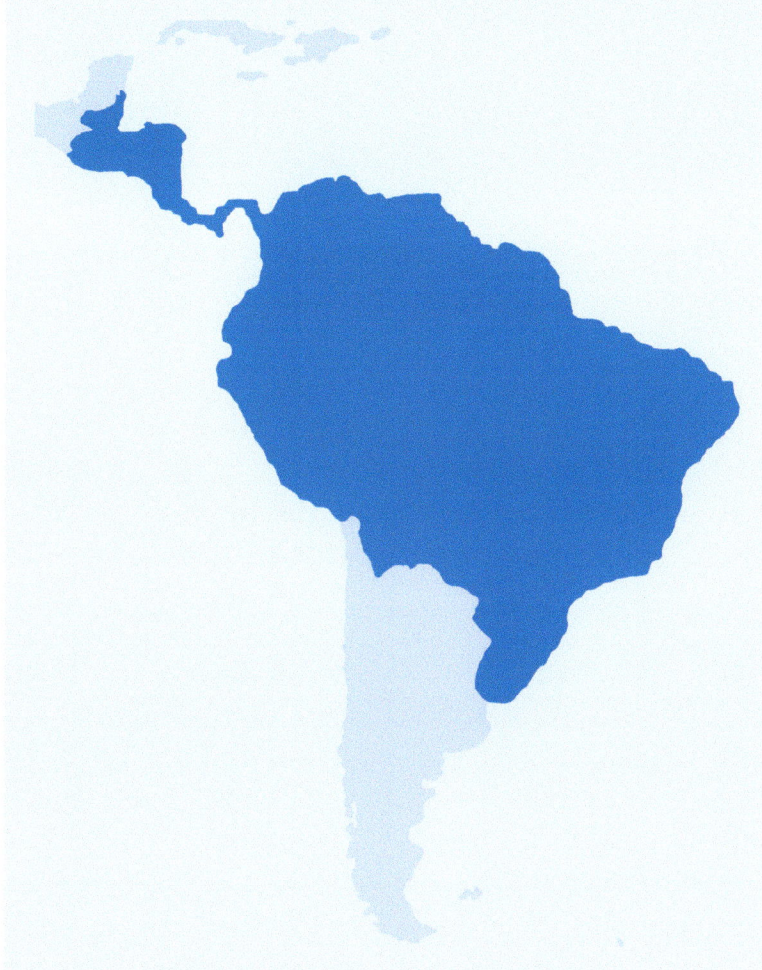

🔹 **Abb. 36.6** Die Karte zeigt die Verbreitung von *Dermatobia hominis*

Literatur

Denion E, Dalens PH, Couppié P, Aznar C, Sainte-Marie D, Carme B, Petitbon J, Pradinaud R, Gérard
    M (2004) External ophthalmomyiasis caused by Dermatobia hominis. A retrospective study
    of nine cases and a review of the literature. Acta Opthalmol Scand 82(5):576–584
Francesconi F, Lupi O (2012) Myiasis. Clin Microbiol Rev 25(1):79–105

Serviceteil

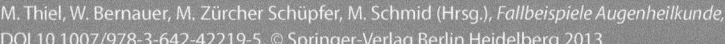

M. Thiel, W. Bernauer, M. Zürcher Schüpfer, M. Schmid (Hrsg.), *Fallbeispiele Augenheilkunde*,
DOI 10.1007/978-3-642-42219-5, © Springer-Verlag Berlin Heidelberg 2013

Stichwortverzeichnis